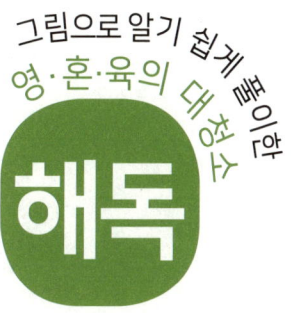

그림으로 알기 쉽게 풀이한
영·혼·육의 대청소 해독

초판 1쇄 2017년 11월 30일
초판 6쇄 2025년 09월 25일

지은이 홍동주
펴낸이 이태규
북디자인 강민정 · **영업마케팅** 유수진 · **전자책** 김진도

발행처 아이프렌드
주소 대전광역시 서구 괴정로 107 연흥빌딩 201호 (괴정동 53-10번지)
전화 042-485-7844   **팩스** 042-367-7844
주문전화 070-7844-4735~7
홈페이지 www.ifriendbook.co.kr
출판등록번호 제 305 호

ⓒ홍동주(저작권자와 맺은 특약에 따라 검인을 생략합니다.)
ISBN 978-89-6204-209-2 (03510)

이 책은 저작권법에 따라 보호받는 저작물이므로 무단 전재와 무단 복제를 금지하며,
이 책 내용의 전부 또는 일부를 이용하려면 반드시 저작권자와 아이프렌드의
서면동의를 받아야 합니다.

• 값은 뒤표지에 있습니다
• 잘못된 책은 구입처에서 바꾸어 드립니다.

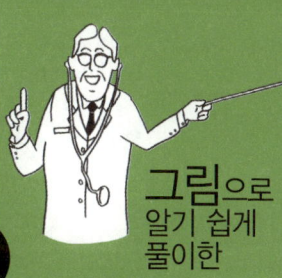

37℃ 체온을 돕는 책이야

그림으로
알기 쉽게
풀이한

영·혼·육의 대청소

해독
解毒

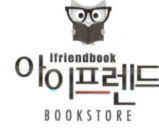

아이프렌드
BOOKSTORE

> 머리말

영·혼·육을 대청소하는
해독

육의 해독

생명체의 본질은 생육하고 번성하는데 있습니다. 그리고 생육과 번성을 위해서는 반드시 외부로부터 영양소의 섭취를 해야만 합니다. 몸은 이 영양소를 받아 대사를 통해 에너지를 만들고 세포 속으로 보내는 일을 합니다. 이 에너지가 생육과 번성에 절대적으로 필요하기 때문입니다.

그런데 생육과 번성에 사용하는 에너지를 만들 때 몸 속에서는 불가피하게 노폐물이 반드시 발생합니다. 이는 연소에서 발생하는 부산물들입니다. 이 부산물들은 대략 2퍼센트가 됩니다. 하지만 이 2퍼센트의 부산물은 몸을 독으로 물들게 하지 않습니다. 오히려 몸 안에서 면역이 암이나 독소를 처리하는데 사용합니다. 아주 좋은 독입니다. 문제는 2퍼센트의 독보다 더 많아질 경우 몸을 녹슬게 하며 장기의 파손을 가져옵니다. 이를 활성산소라 불립니다. 활성산소는 몸 속에서 가장 강력한 독소에 해당합니다. 이렇게 독소가 많이 발생하는 이유는 여러 원인이 있습니다. 그 원인 중 하나가 바로 불완전 연소입니다.

몸은 매일 끊임 없이 순환을 합니다. 순환이 곧 생명입니다. 순환이 잘 되려면 순환에 도움이 되는 영양을 넣어줘야 합니다. 인체 건강에 도움 되는 영양은 육(肉)을 건강하게 합니다. 그리고 육이 건강해야 혼 | 魂 | 과 영 | 靈 | 도 건강해 집니다. 그런즉 건강한 정신은 건강한 육에서 비롯됩니다. 많은 현대인들이 스트레스에 시달립니다. 사회에 만연한 스트레스가 사람들을 힘들게 합니다. 그래서 고통이 가중 | 加增 | 되기도 합니다. 그런데 같은 강도의 스트레스가 가해진다 하더라도 육이 건강한 사람은 견디는 힘이 강하고 육이 건강하지 않은 사람은 이 스트레스에 쓰러지게 됩니다. 그만큼 육이 건강하지 못하면 외부의 충격에 취약할 수 밖에 없다는 반증입니다. 따라서 정신과 마음이 건강 하려면 필히 육의 건강부터 살펴봐야 할 것입니다.

인체의 수많은 세포들은 끊임없이 생성과 소멸을 반복합니다. 그리고 장내 미생물들도 매일 끊임없이 반복합니다. 이 때 발생하는 노폐물들은 실로 어마어마합니다. 하지만 인체의 정화 시스템에 의해 모두 청소되어지며 불필요 한 것은 밖으로 배출됩니다. 인체는 거의 완벽 하다시피 해독 기능이 잘 운영되고 있습니다. 그럼에도 불구하고 질환자들이 꾸준히 증가하는 이유는 해독 능력을 상실했기 때문입니다. 몸 안에 쌓여 있는 독소들이 결국 건강한 세포들까지 병들게 합니다. 그러면서 또 다시 약이라는 독소를 입으로 넣습니다. 그리고 기도를 합니다.
　건강하게 해 달라고…

혼의 해독

　혼이란 인체 내에서 몸과 정신을 다스리는 비물질적인 것을 말합니다. 건강학의 관점에서 이는 비특이적 정신에 해당합니다. 즉, 설명하기가 모호한 말입니다. 혼쭐이나 혼비백산 | 魂飛魄散 | 에서 '혼'이 넋에 해당하듯 혼을 정신의 상위 개념으로 보는 것은 사실입니다. 여하튼 혼은 육을 지배하는 강한 그 무엇으로 볼 수 있습니다.

　현대인의 삶은 그야말로 처참한 전쟁터의 한복판에서 살아남기 위해 몸부림치는 모습과 흡사합니다. 우리는 생존을 위해 필사적으로 움직이며 모든 것을 가지려고 지나치게 이기적으로 행동하는 모습도 자주 드러냅니다. 다시 말해 욕심의 그릇을 한껏 키워 더 담으려고 안간힘을 씁니다.

하지만 기대하는 결과에서 멀어져 문득 자신을 돌아볼 때면 후회하는 마음이 가득합니다. 또 강한 상실감과 함께 외로움과 세상의 냉정함에 진저리를 칩니다. 여기에다 신체적 건강까지 무너지면 좌절감이 더해집니다. 이 모든 것은 혼을 더럽힌 결과입니다.

우리가 무언가를 섭취하는 방법은 크게 네 종류로 나눌 수 있습니다. 우선 입으로 영양을 먹습니다. 그리고 코로는 공기를 마시고, 머리로는 지식을 습득하고, 마음으로는 정신을 담습니다.

가령 우리는 학교에서 지식을 섭취하고 종교를 통해 마음의 영양을 흡수합니다. 이것은 인간이 짐승과 다른 점이기도 합니다. 인간에게는 혼이 있고 그 안에 정신이 깃듭니다. 만약 혼이 병들면 정신도 병들어 무엇이 옳고 그른지 사고하는 능력을 상실하고 맙니다. 그러면 "짐승만도 못하다"는 말을 듣습니다.

우리 주위에는 그런 사람이 많습니다. 근래 사회적 문제로 떠오른 조현병 | 調絃病, Schizophrenia | 이 대표적인 사례입니다. 정신분열에는 여러 가지 원인이 있고 그것은 아직 명확히 밝혀지지 않았지만, 이는 문명사회 발전과 깊은 관계가 있습니다.

몸 안에서 분해는 물론 배출되지도 않는 중금속도 그 원인 중 하나입니다. 중금속은 신경을 마비시키고 뇌의 균형을 깨뜨려 정신 이상을 불러옵니다. 사실 인체 내에서 가장 위험한 독은 이러한 중금속입니다.

몸이 건강할 경우 웬만한 독은 대사 작용이나 효소 덕분에 분해 및 배출이 가능합니다. 반면 중금속은 그 자체의 무게 때문에 쉽게 빠져 나가지 못하고 몸 속에 쌓이게 됩니다. 몸 안에는 이것을 분해할 효소조차 존재하지 않습니다. 결국 혼의 입장에서 중금속은 아주 강력하고 위험한 독에 속합니다. 문제는 이것이 너무 쉽게 우리 몸으로 유입된다는 사실입니다.

영의 해독

영은 인간이 아니라 신의 영역에 속하는 말입니다. 인간에게 허락된 말이 아니지요. 그래서 종교마다 우리의 영을 맑고 건상

하게 해달라고 기도를 합니다. 영은 신이 인간에게 주신 축복의 통로입니다. '영이 맑다'는 말에는 생각과 행동이 바르고 어질다는 뜻이 담겨 있습니다. 많은 사람이 자신의 영이 맑기를 간구 | 干求 | 하고 바라지요. 사람이 사람답게 살고 베풀며 이해한다는 것은 영이 건강하다는 뜻입니다.

종교 자유 국가인 대한민국에서는 많은 사람이 저마다 믿는 신을 향해 기도를 올리고, 잘못한 것에 대해 용서를 구합니다. 복을 기원하면서 건강을 간구하기도 하지요. 특히 새해 들어 복을 기원할 때면 반드시 건강에 대한 소망을 빼놓지 않습니다. 사실 우리는 신과 함께 산다고 해도 과언이 아닐 만큼 주위에 종교 시설이 아주 많습니다.

지나친 비약이긴 하지만 영을 인체 내 장기에 비유한다면 아마 뇌에 해당될 것입니다. 뇌는 하늘로 향해 있습니다. 사람만 직립보행을 하는 이유가 여기에 있지요. 이는 하늘과 소통하라는 자연의 섭리입니다.

실제로 많은 사람이 하늘의 소리를 들으려 합니다. 한데 마음의 문을 닫고 하늘의 소리를 들으려 하면 절대 들을 수 없습니다. 하늘의 소리를 들으려면 마음을 비워야 합니다. 즉, 자기 자신을 내려놓아야 하늘의 소리가 들립니다.

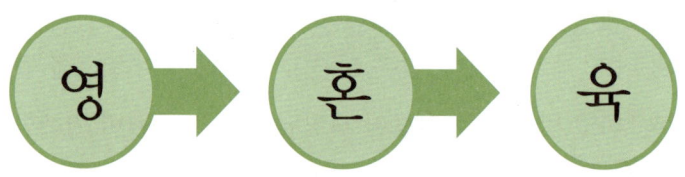

　영을 맑게 하려면 혼을 돌아봐야 하고, 혼을 돌아보려면 육을 들여다봐야 합니다. 먼 길을 가면서 휘발유 자동차에 경유를 넣고 안녕을 기도하는 것은 처음부터 잘못된 일입니다. 휘발유 자동차에는 반드시 휘발유를 넣고 안녕을 기도하는 것이 이치에 맞습니다.

　마찬가지로 우리가 몸에 이롭지 않은 음식을 섭취하면서 바른 정신으로 건강하게 살아가기를 바라는 것은 처음부터 잘못된 생각과 방법입니다. 바른 몸, 바른 정신, 바른 영혼을 바란다면 처음부터 몸을 바르게 만들어야 합니다. 이것은 균형 있는 영양 섭취는 물론 바른 행동이 뒤따를 때 가능합니다.

　우리가 몸을 바르게 만드는 일에 도움을 주는 것이 바로 해독입니다. 이러한 해독은 늘 우리가 행한 그대로 정직하게 기능합니다. 즉, 해독은 건강한 장기가 바르게 일할 때라야 가능한 몸의 기능입니다.

차례

머리말 영·혼·육을 대청소하는 해독 ············ 04

제 1장 그림으로 보는 해독 이야기

1. 독이 창궐하는 시대 ························· 18
2. 독의 유입 경로 ····························· 19
3. 독으로 물들어가는 우리 사회 ················ 20
4. 암으로 죽어가는 대한민국 국민 ·············· 21
5. 약(독)에 취한 대한민국 ····················· 22
6. 아토피 환자 1,000만 명 시대 ················ 23
7. 10명 중 1명은 당뇨 환자 ···················· 24
8. 독은 비만의 친구 ··························· 25
9. 해독을 해야 하는 이유 ····················· 26
10. 면역과 해독 ······························· 27
11. 독성 물질에 관한 인식 ····················· 28
12. 우리 몸의 해독 장기 ······················· 29

제 2장 독으로 물드는 인체

1. 우리는 독으로부터 안전할 수 있을까? ········ 32
2. 독의 종류 ································· 34
3. 경피독(經皮毒) ····························· 36
4. 경구독(經口毒) ····························· 40
5. 경비독(經鼻毒) ····························· 45
6. 활성산소의 폐해 ··························· 47

7. 스트레스와 독 ·················· 50
8. 독과 염증 ······················· 53
9. 독과 비만 ······················· 55
10. 육을 병들게 하는 독과 질병 ·············· 57
11. 혼을 병들게 하는 독 ················ 60
12. 영을 병들게 하는 독 ················ 62

제 3장 해독 Q&A

1. 해독은 왜 필요한가요? ················ 66
2. 인체에는 독이 얼마나 있나요? ············· 70
3. 태아에게도 독이 있나요? ··············· 72
4. 해독하면 살이 빠지나요? ··············· 73
5. 해독 후 요요현상은 왜 생기나요? ············ 74
6. 해독 전의 준비사항은 무엇인가요? ··········· 75
7. 해독은 며칠 정도 하는 것이 좋나요? ·········· 77
8. 해독은 얼마나 자주 해야 하나요? ············ 79
9. 해독 시 꼭 열을 올려야 하나요? ············· 80
10. 해독 시 소금을 먹어야 하나요? ············ 82
11. 해독 시 물은 얼마나 마셔야 하나요? ········· 84
12. 해독하면 많은 질병이 좋아지나요? ·········· 86
13. 해독 후의 보식은 어떻게 하면 좋을까요? ····· 88
14. 해독은 모두 좋나요? ················ 90
15. 해독의 부작용은 없나요? ·············· 92
16. 해독의 종류와 방법에 차이가 있나요? ········ 95

제 4장 해독 시 나타나는 증상들

1. 두통과 어지럼증이 있습니다 ········· 100
2. 속이 메슥거리고 구토가 일어납니다 ········· 101
3. 설사가 잦습니다 ········· 102
4. 피부가 가렵고 발진이 생겼습니다 ········· 104
5. 몸에서 심한 냄새가 납니다 ········· 106
6. 오줌에서 거품이 일고 냄새가 지독합니다 ········· 108
7. 하혈을 합니다 ········· 110
8. 잠과 하품이 쏟아집니다 ········· 112
9. 오한과 함께 몸살이 났습니다 ········· 114
10. 나른하고 기운이 없습니다 ········· 116

제 5장 독으로 발생하는 질병들

1. 암 ········· 120
2. 면역질환 ········· 123
3. 당뇨 ········· 126
4. 피부질환 ········· 129
5. 아토피 ········· 131
6. 폐질환 ········· 133
7. 간질환 ········· 136
8. 대사성질환 ········· 139
9. 심장질환 ········· 141
10. 비만 ········· 143
11. 골다공증 ········· 146
12. 관절염 ········· 148

13. 자궁질환 ·················· 150
14. 정력 감퇴 ·················· 152

제6장 해독을 담당하는 장기들

1. 간 – 해독 ·················· 156
2. 신장 – 소변 ·················· 159
3. 대장 – 대변 ·················· 162
4. 폐 – 호흡 ·················· 165
5. 피부 – 땀 ·················· 168
6. 뇌 – 수면 ·················· 171
7. 임파선 – 청소 ·················· 174
8. 혈관 – HDL ·················· 177
9. 면역 – 식균 ·················· 180

> 지금은 독이 창궐하는 시대입니다.
> 세상이 온통 독으로 가득 차 있습니다.
> 그리고 세상에는 많은 생명체가 살아가고 있습니다.
> 우리도 그중 하나입니다.
> 무엇보다 인간이 만든 독으로 인해
> 인간이 고통을 받는 아이러니가 펼쳐지고 있습니다.
> 이제는 그 '독'을 제대로 알아야 합니다.
> 제대로 알아야 올바르게 대응할 수 있기 때문입니다.

Part 1

그림으로 보는 해독 이야기

1. 독이 창궐하는 시대
2. 독의 유입 경로
3. 독으로 물들어가는 우리 사회
4. 암으로 죽어가는 대한민국 국민
5. 약(독)에 취한 대한민국
6. 아토피 환자 1,000만 명 시대
7. 10명 중 1명은 당뇨 환자
8. 독은 비만의 친구
9. 해독을 해야 하는 이유
10. 면역과 해독
11. 독성 물질에 관한 인식
12. 우리 몸의 해독 장기

1. 독이 창궐하는 시대

바야흐로 지금은 독이 창궐하는 시대입니다. 인류 역사가 시작된 이래 오늘날처럼 다양하고 많은 독이 생성된 적은 없었습니다. 풍요의 시대를 맞아 우리는 행복과 즐거움을 누리고 있으나 동시에 커다란 대가를 지불해야 하는 입장에 놓여 있습니다. 독이 더 강해지고 더 많이 늘어났기 때문입니다. 매일 새로운 독이 생성되어 우리를 괴롭히고 있습니다.

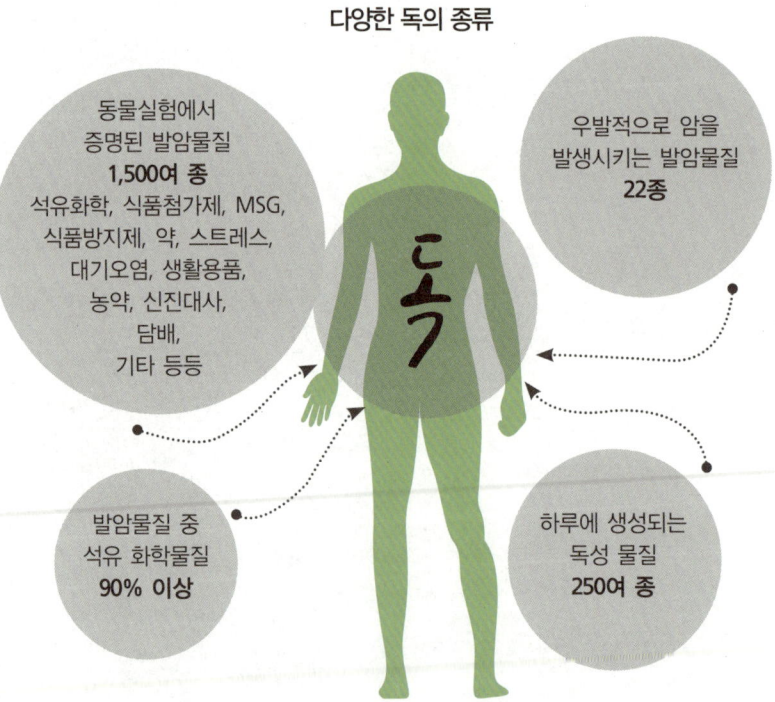

다양한 독의 종류

동물실험에서 증명된 발암물질 1,500여 종
석유화학, 식품첨가제, MSG, 식품방지제, 약, 스트레스, 대기오염, 생활용품, 농약, 신진대사, 담배, 기타 등등

우발적으로 암을 발생시키는 발암물질 22종

발암물질 중 석유 화학물질 90% 이상

하루에 생성되는 독성 물질 250여 종

2 독의 유입 경로

독은 크게 세 가지 경로로 우리 몸에 유입됩니다. 피부로 전달되는 경피독 | 經皮毒 |, 입으로 유입되는 경구독 | 經口毒 | 그리고 호흡기로 들어오는 경비독 | 經鼻毒 | 이 그것입니다. 때로 눈의 점막이나 성교 | 性交 | 로 유입되기도 합니다.

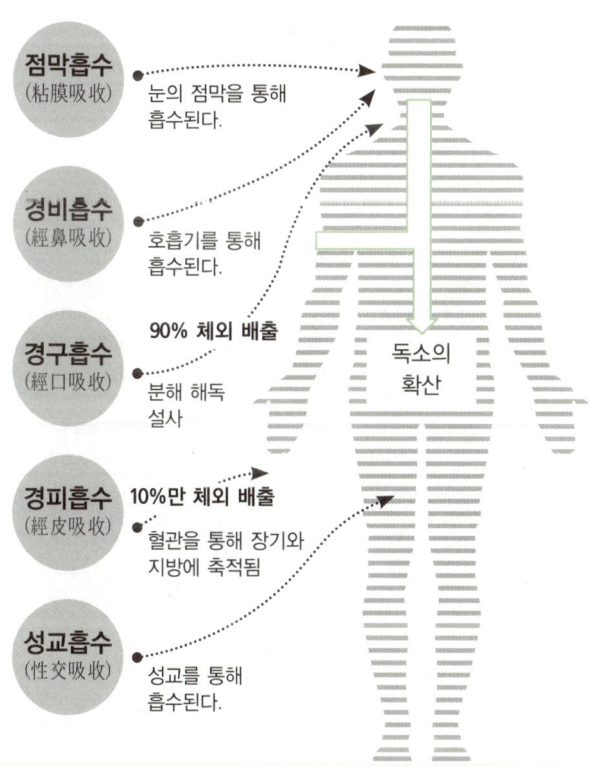

독이 유입되는 경로

3 독으로 물들어가는 우리 사회

우리가 살아가는 환경에 독이 많다는 얘기는 그것이 우리 몸에 쉽게 유입될 수 있음을 의미합니다. 실제로 우리 몸에는 매일 독이 유입되고 있고 인체는 그 독을 처리하느라 고통을 겪고 있습니다. 우리는 이미 독의 사회에 살고 있습니다. 눈에 보이는 거의 모든 것이 독입니다.

독이 유발하는 여러 질환과 약 소비액

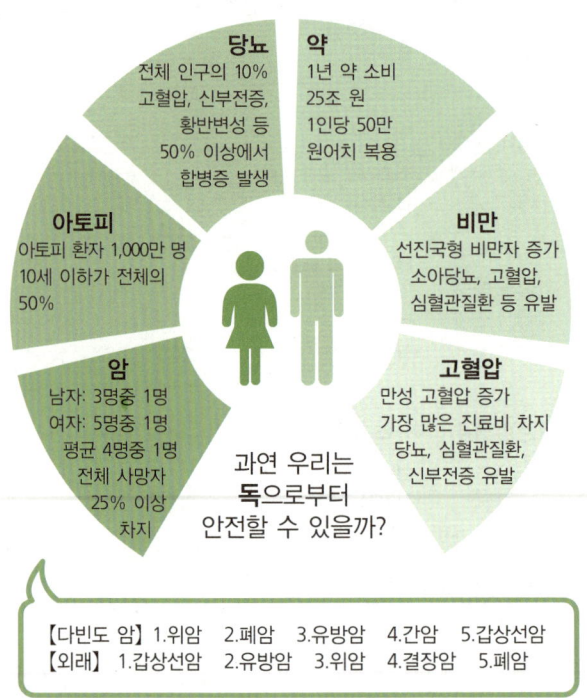

당뇨
전체 인구의 10%
고혈압, 신부전증, 황반변성 등 50% 이상에서 합병증 발생

약
1년 약 소비 25조 원
1인당 50만 원어치 복용

아토피
아토피 환자 1,000만 명
10세 이하가 전체의 50%

비만
선진국형 비만자 증가
소아당뇨, 고혈압, 심혈관질환 등 유발

암
남자: 3명중 1명
여자: 5명중 1명
평균 4명중 1명
전체 사망자 25% 이상 차지

고혈압
만성 고혈압 증가
가장 많은 진료비 차지
당뇨, 심혈관질환, 신부전증 유발

과연 우리는 **독으로부터** 안전할 수 있을까?

【다빈도 암】 1.위암 2.폐암 3.유방암 4.간암 5.갑상선암
【외래】 1.갑상선암 2.유방암 3.위암 4.결장암 5.폐암

4 암으로 죽어가는 대한민국 국민

　암 증가 속도는 해마다 빨라지고 있고 이로 인한 고통 분담금도 증가하고 있습니다. 이는 사회적으로 커다란 손실입니다. 암이 발생하는 것도, 그 치료가 어려운 것도 모두 독 때문입니다. 그런데 아이러니하게도 많은 사람이 암을 없애기 위해 또 다른 더 강한 독을 사용합니다.

암이 유발하는 사회적 폐해

전체 국민 3명 중 1명이 암으로 사망한다. 2016년 암으로 진단받은 사람은 175만 2,427명이고 암 진료비는 2015년 대비 19.9% 증가했다.

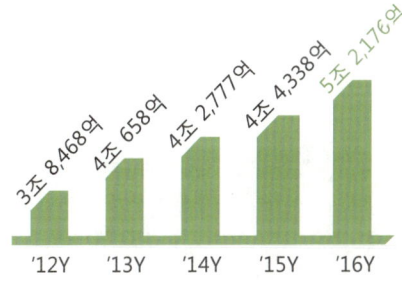

- 암으로 진단받은 사람: 1,752,427명
- 암 진료비: 2016년 5조 2,176억 원
  (전년대비 19.9% 증가)
- 1인당 암 진료비: 300만 원
- 암 발생 빈도순: 위암, 폐암, 유방암, 간암, 갑상선암

3명 중 1명은 암으로 사망한다

암은 독의 결과다!

암 사망자

5 약 | 독 | 에 취한 대한민국

　한국인, 그중에서도 특히 노인들은 유별나게 약을 사랑합니다. 나이가 들고 몸의 어딘가가 아프면 무조건 약으로 해결하려 하지요. 그에 따른 약의 부작용이 이미 임계점을 넘어선 상태입니다. 모든 약이 나쁘다고 할 수는 없지만, 약은 또 하나의 독이라는 것만큼은 분명한 사실입니다.

2015년 의약품 소비와 독의 확산

한국인은 1년에 1인당 약 49만 원어치 의약품을 구매하는 것으로 나타났다. 의약품 연 판매액은 24조 5,591억 원으로 해마다 4~5퍼센트씩 늘고 있다. 이는 최근 보건복지부가 발표한 '2015년 기준 의약품 소비량 및 판매액 통계'에 잘 나타나 있다.

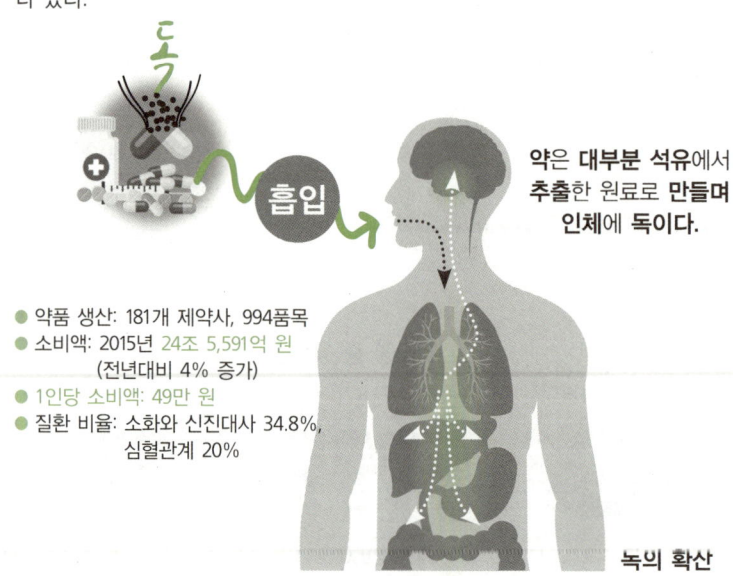

- 약품 생산: 181개 제약사, 994품목
- 소비액: 2015년 24조 5,591억 원
  (전년대비 4% 증가)
- 1인당 소비액: 49만 원
- 질환 비율: 소화와 신진대사 34.8%, 심혈관계 20%

약은 대부분 석유에서 추출한 원료로 만들며 인체에 독이다.

독의 확산

6　아토피 환자 1,000만 명 시대

　지금은 아토피 환자 1,000만 명 시대입니다. 이는 국민 5명 중 1명이 아토피 환자라는 얘기입니다. 아토피는 전적으로 독 때문에 발생합니다. 그럼에도 불구하고 우리는 아토피가 발생하면 그것을 잠시 가라앉히기 위해 약|독|을 바릅니다. 여기에다 시간이 흐를수록 더 강한 것을 더 많이 바릅니다. 이런 악순환에서 벗어나려면 먼저 독을 없애야 합니다.

아토피는 독의 반응이다

아토피는 가려움증을 동반한 만성적인 염증성 피부질환이다. 유병률이 전체 인구의 20%로 매우 흔하며 세계적으로 환자가 증가하는 추세에 있다.

아토피는 외부에서 유입된 독성 물질과 내부에서 발생한 독성 물질이 밖으로 배출되면서 나타나는 독의 반응이다.

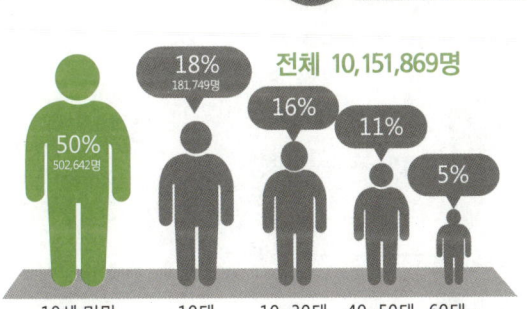

아토피 피부염 연령별 환자수

7. 10명 중 1명은 당뇨 환자

독이 유발하는 대표적인 질병인 당뇨는 우리 몸을 갉아먹는 무서운 질환입니다. 발생 빈도가 매우 높은 당뇨는 이미 국민병이 되어버렸습니다. 여기에다 당뇨 합병증으로 고혈압, 신부전증 환자까지 늘어나고 있습니다. 이것을 해결하지 못하면 몸의 많은 부분을 잃게 됩니다.

당뇨 합병증

당뇨 환자의 절반(50.3%)이 합병증에 시달린다.

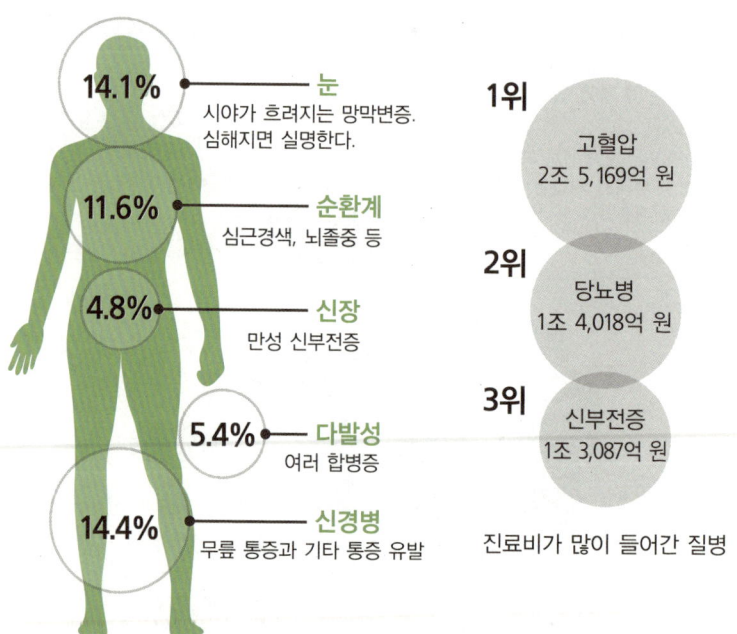

- 14.1% 눈 — 시야가 흐려지는 망막변증. 심해지면 실명한다.
- 11.6% 순환계 — 심근경색, 뇌졸중 등
- 4.8% 신장 — 만성 신부전증
- 5.4% 다발성 — 여러 합병증
- 14.4% 신경병 — 무릎 통증과 기타 통증 유발

진료비가 많이 들어간 질병
- 1위 고혈압 2조 5,169억 원
- 2위 당뇨병 1조 4,018억 원
- 3위 신부전증 1조 3,087억 원

8 독은 비만의 친구

비만은 독의 결정체입니다. 독이 생기면 인체는 지방으로 그 독을 감싸 몸에 저장하기 때문에 이내 비만으로 발전합니다. 결국 비만 상태에서 지방만 제거하면 그대로 남아 있는 독으로 인해 요요현상이 발생하고 다시 비만이 되고 맙니다. 그래서 먼저 독을 제거한 뒤 다이어트를 해야 합니다.

비만은 독 때문에 발생한다

세계보건기구(WHO)는 2004년 5월 22일 비만을 질병으로 단정하며 '비만과의 전쟁'을 선포했다. 현재 대한민국의 비만율은 계속 증가하고 있다.

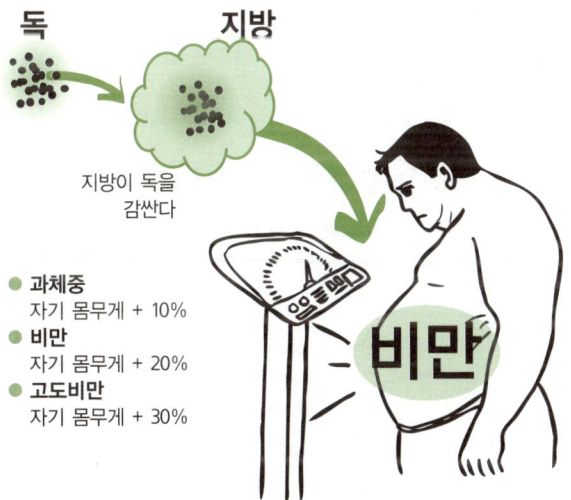

비만은 몸에 독이 많이 있다 는 증거다.
그 독을 제거하지 않으면 살은 빠지지 않는다.
요요현상이 발생하는 이유도 여기에 있다.

9. 해독을 해야 하는 이유

흔히 몸은 집으로 표현합니다. 특히 성서에서는 우리 몸을 하느님의 성전이라고 말합니다. 이는 우리 몸이 그만큼 거룩한 장소라는 것을 의미합니다. 한데 안타깝게도 많은 사람이 그 성스러운 몸을 제대로 관리하지 않습니다. 집이 더러워지면 청소를 하듯 우리 몸도 자주 청소ㅣ해독ㅣ를 해주어야 합니다.

해독을 해야 하는 이유

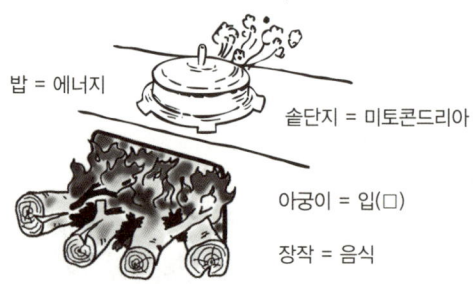

우리는 매일 끊임없이 음식을 섭취하여 에너지를 얻습니다. 이는 생명활동에 절대적 필수요건이기 때문입니다.

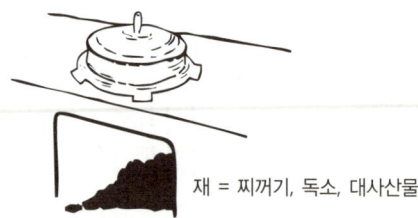

좋은 장작(음식)을 넣기 전에 먼저 해야 할 일은 재를 끄집어 내야 합니다. 이것이 바로 해독의 핵심입니다. 재를 꺼내지 않고 장작을 넣어 불을 지피면 연수가 되지 않고 많은 연기가 납니다. 이것이 모두 독소입니다.

10 면역과 해독

　면역은 우리 몸을 구석구석 청소하는 일을 담당합니다. 면역이 제대로 활약하면 우리 몸은 건강하게 기능합니다. 이러한 면역 반응이 지나칠 경우 자가면역질환이 발생하는데, 오늘날 이 질환이 증가하는 것은 바로 독 때문입니다. 독이 많아지면 면역은 과잉 반응을 합니다. 이것은 면역이 교감신경 지배의 명령을 받아 활동하기 때문입니다.

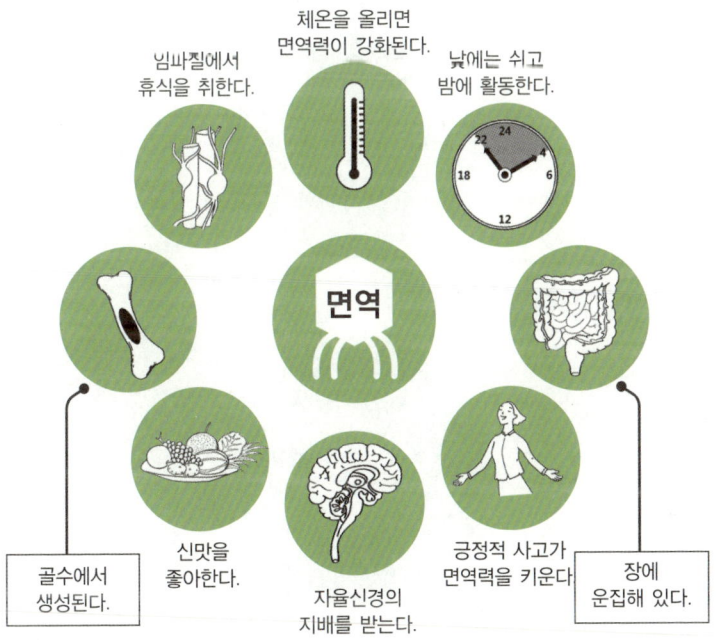

11. 독성 물질에 관한 인식

건강에 관심이 높아지면서 질병에 관한 인식도 바뀌고 있습니다. 많은 사람이 몸이 아픈 원인이 독성 물질에 있다고 생각합니다. 이 비율은 갈수록 늘어날 것입니다. 실제로 건강은 독성 물질 유입을 낮추고 몸에 있는 독을 얼마만큼 배출 및 해독하느냐에 달려 있습니다.

독성 물질에 관한 인식 조사

몸이 아픈 건 독성물질 때문이라고 생각합니까?

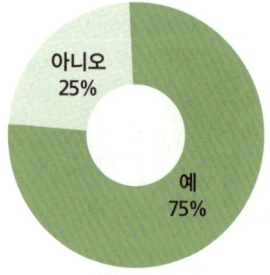

아니오 25%
예 75%

독성물질은 어디에서 들어온다고 생각합니까?

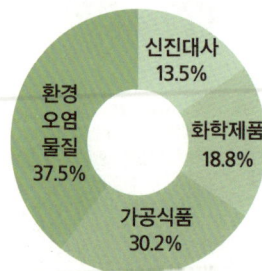

신진대사 13.5%
환경오염물질 37.5%
화학제품 18.8%
가공식품 30.2%

출처: KBS1 생로병사 해독의 비밀 자료 中

12. 우리 몸의 해독 장기

몸은 이미 독과의 전쟁을 치를 준비를 갖추고 있습니다. 우리 몸에는 말없이 전쟁을 수행하는 고마운 장기들이 많습니다. 그 중 하나라도 고장이 나거나 병이 들면 몸 전체가 아프고 망가집니다. 이는 우리 몸의 해독 시스템이 완벽하게 하나로 연결되어 있기 때문입니다.

우리 몸의 해독 장기와 해독 방법

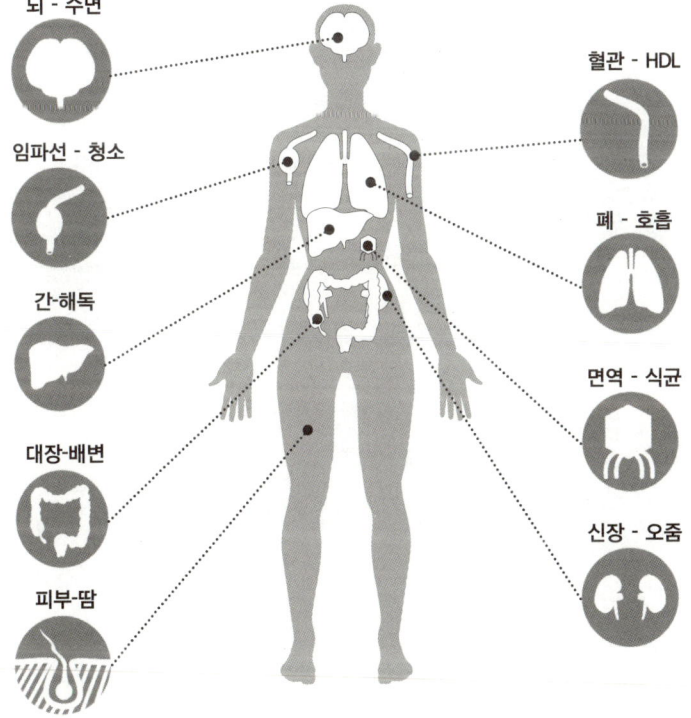

> 독은 외부에서 유입되거나 몸 안에서 발생합니다.
> 무수한 독이 여러 경로로 유입되거나 발생하지만,
> 우리가 현명하게 대처하면 독을 최소화할 수 있습니다.
> 그것은 어디까지나 우리의 의지로만 해결이 가능합니다.

Part 2
독으로 물드는 인체

1. 우리는 독으로부터 안전할 수 있을까?
2. 독의 종류
3. 경피독(經皮毒)
4. 경구독(經口毒)
5. 경비독(經鼻毒)
6. 활성산소의 폐해
7. 스트레스와 독
8. 독과 염증
9. 독과 비만
10. 육을 병들게 하는 독과 질병
11. 혼을 병들게 하는 독
12. 영을 병들게 하는 독

1 우리는 독으로부터 안전할 수 있을까?

　지금은 마치 마귀 | 魔鬼 | 가 하늘에서 독을 뿌려대는 것처럼 사방에 독이 만연하고 있습니다. 하늘과 땅이 온통 독으로 가득 차 있지요. 그러다 보니 우리가 늘 당연시하던 파란 하늘조차 마음대로 보기가 힘들고, 땅이 오염된 지는 이미 오래되었습니다. 만약 식물에게 입이 있다면 우리는 사방에서 들려오는 고통스런 신음소리를 들었을지도 모릅니다. 매일 우리의 입에 들어오는 식물들이 그처럼 고통스럽게 살아가고 있습니다. 역설적이게도 우리는 그런 환경 속에 살면서 건강하기를 기대합니다.

　독이 우리 몸을 감싸고 있는데 과연 건강을 장담할 수 있을까요? 이미 안전지대는 사라졌고 우리는 독을 피할 수 없습니다. 매일 우리 몸으로 들어오는 독은 몸을 갉아먹거나 녹슬게 만듭니다. 최대한 빨리 독을 배출해 안전을 도모하는 지혜가 필요한 시대입니다.

　갈수록 독은 더 늘어나고 그것은 우리 주위에 머물다가 인체로 유입될 것입니다. 그 결과 우리가 떠안는 것은 알고 있다시피 질병과 고통입니다.

어디를 가도 독으로부터 자유로울 수 없다

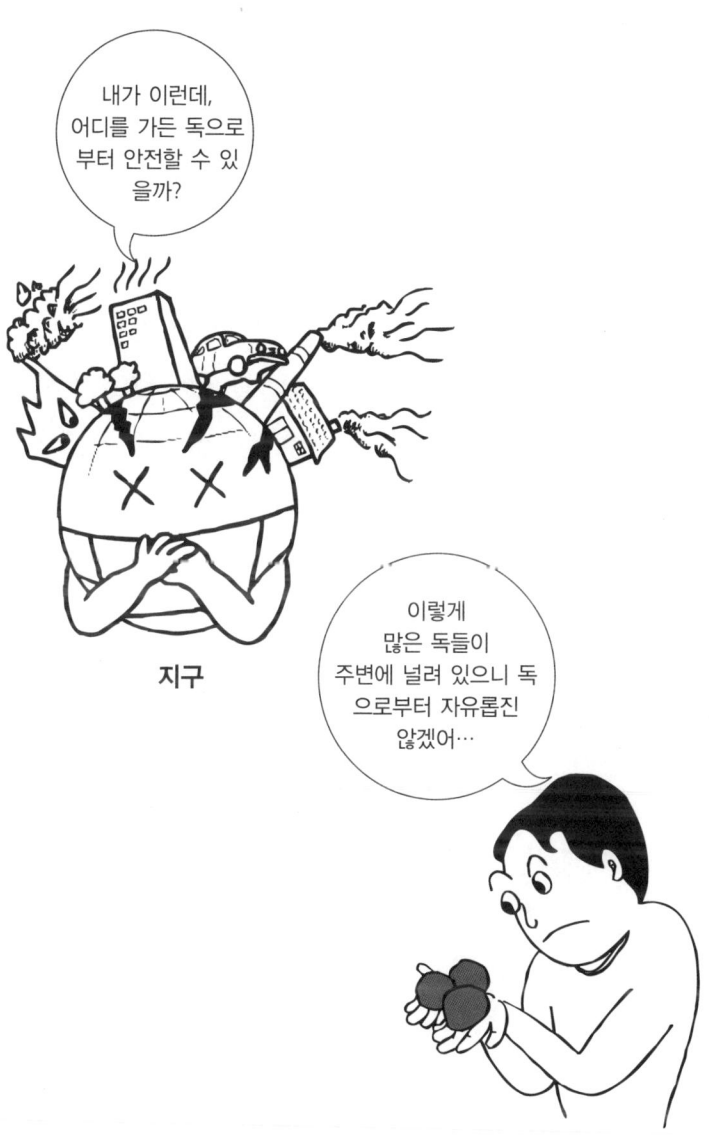

2 독의 종류

독의 종류는 매우 다양합니다. 그리고 그러한 독은 이미 우리 생활 속에 깊숙이 들어와 있습니다. 우리는 독과 함께 살아갈 수밖에 없는 현실에 놓여 있는 것입니다.

우리가 사용하는 제품 중 70퍼센트 이상이 그 원료가 석유인데 그것은 모두 독에 속합니다. 지금까지 현대인은 석유 덕분에 잘 먹고 잘 쓰며 살아왔습니다. 우리를 둘러싼 풍요로움을 둘러보십시오. 과연 이런 것으로부터 벗어난 삶이 가능할까요?

석유가 우리 삶을 윤택하게 만들어준 것은 사실이지만 우리는 여기에 건강이라는 대가를 지불하고 있습니다. 매일 250여 종의 독이 만들어진다고 합니다. 특히 갓 생산한 제품은 더욱더 많은 독을 방출합니다. 이런 것을 가까이하면 당연히 많은 독이 몸속으로 유입됩니다.

그렇다고 피할 수도 없습니다. 우리는 어쩔 수 없이 독과 가까이 지내며 그것을 흡수할 수밖에 없는 환경에서 살고 있습니다.

하루에 새로 만들어지는 독은 250여종에 달한다.

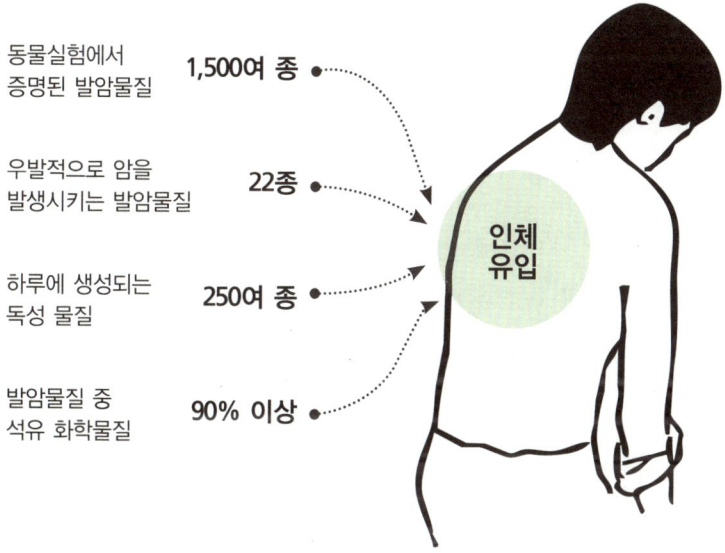

3 경피독 | 經皮毒 |

피부는 외부 환경으로부터 내부를 보호하는 기능을 합니다. 또한 피부는 호흡, 배출, 흡수를 비롯해 체온을 보호하는 기능이 탁월합니다. 피부가 하지 못하는 것이 딱 한 가지 있는데, 그것은 바로 분해입니다.

피부는 분해 효소가 없어서 무엇이든 있는 그대로 받아들여 저장하거나 배출합니다. 즉, 피부는 오염된 환경에 있으면 오염되고 깨끗한 환경에 있으면 똑같이 깨끗해지는 타의적 성향을 보입니다. 결국 피부가 건강하길 원한다면 피부를 좋은 환경에 노출시켜야 합니다.

경피로 흡수되는 독은 경구로 흡수되는 독보다 더 치명적입니다. 경구는 소화 기능으로 분해 및 배출이 용이하지만 피부는 그럴 수 없기 때문입니다. 가령 피부로 유입된 방부제 파라벤의 경우 여성 유방암 환자에게 거의 다 나타났습니다.

우리가 매일 바르는 피부 크림 등은 피부를 상하게 만드는 한편 일부는 흡수되어 몸에 저장됩니다. 이것은 암 전체를 100으로 봤을 때 75퍼센트에 해당할 정도로 위험한 요소입니다. 그런데 모든 화장품과 욕실용품이 여기에 속합니다.

이들 제품 속에 들어 있는 환경오염 물질은 몸을 병들게 합니다. 그렇다고 이러한 제품을 전혀 사용하지 않고 지낼 수도 없습니다. 우리가 독을 피할 수 없는 이유가 여기에 있습니다. 그래도 가급적 독이 덜하거나 보다 안전한 제품을 선택해 사용하고 경피독을 배출할 방법을 강구해야 합니다.

미국 암 예방협회 의장 노벨상 수상자
의학박사 사무엘 S. 엡스틴
MD. Samuel S. Epstein

발암의 주요 원인

발암의 주요 원인(75%)은 화장품, 욕실용품 등

"많은 사람이 암의 원인으로 흡연을 지목합니다. 여기에다 산업 발달에 따른 환경오염이 암을 유발하는 데 영향을 준다고 생각합니다. 제가 발암물질을 연구한 결과 흡연보다 화장품과 목욕용품 때문에 암에 걸리는 비율이 훨씬 더 높았습니다."

암을 100퍼센트로 봤을 때, 흡연이 암에 미치는 영향은 25퍼센트고 나머지 75퍼센트는 우리가 흔히 사용하는 화장품과 목욕용품 그리고 오염된 작업장에서 비롯됩니다.

사람들은 하루에도 몇 번씩 사용하는 화장품과 욕실용품에 발암물질이 들어 있다는 것을 모르고 있습니다. 즉, 사람들은 자신도 모르는 사이에 발암물질에 노출되고 있습니다. 문제는 우리에게 제품 성분을 보고 발암물질이라고 판단할 만한 지식이 없다는 점입니다.

피부의 전체 면적은 18제곱미터 | 약 5.5평 | 로 이는 자기 몸무게의 5퍼센트 | 약 3킬로그램 | 에 해당합니다. 이러한 피부는 매분마다 3~4만 개의 피부조직을 교체해 피부 건강을 유지합니다. 피부의 1세제곱밀리미터 | ㎣ | 안에는 100여 개의 땀샘이 있는데 이를 통해 쉬지 않고 분비물을 내보내며 호흡으로 몸을 관리합니다.

그렇지만 피부의 노력에도 불구하고 우리 몸은 독으로부터 강하게 공격받고 있습니다. 특히 몸 안에서 발생한 독이 피부를 더 힘들게 합니다. 이는 분해 능력이 없는 피부가 독을 그대로 받아들이기 때문입니다.

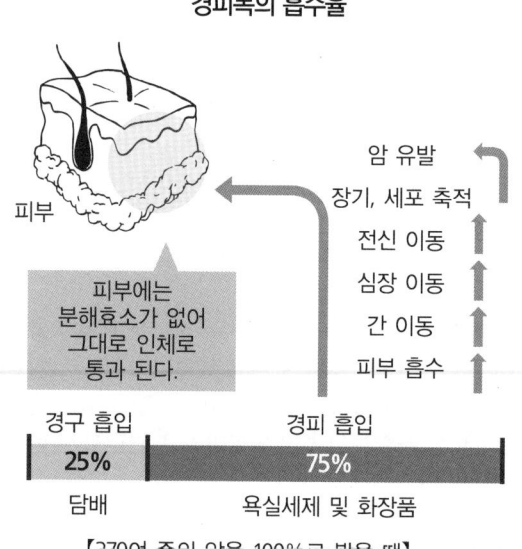

경피독의 흡수율

【270여 종의 암을 100%로 봤을 때】

경피독은 10퍼센트만 체외로 배출되고
나머지는 혈관을 통해 장기나 지방에 축적됩니다

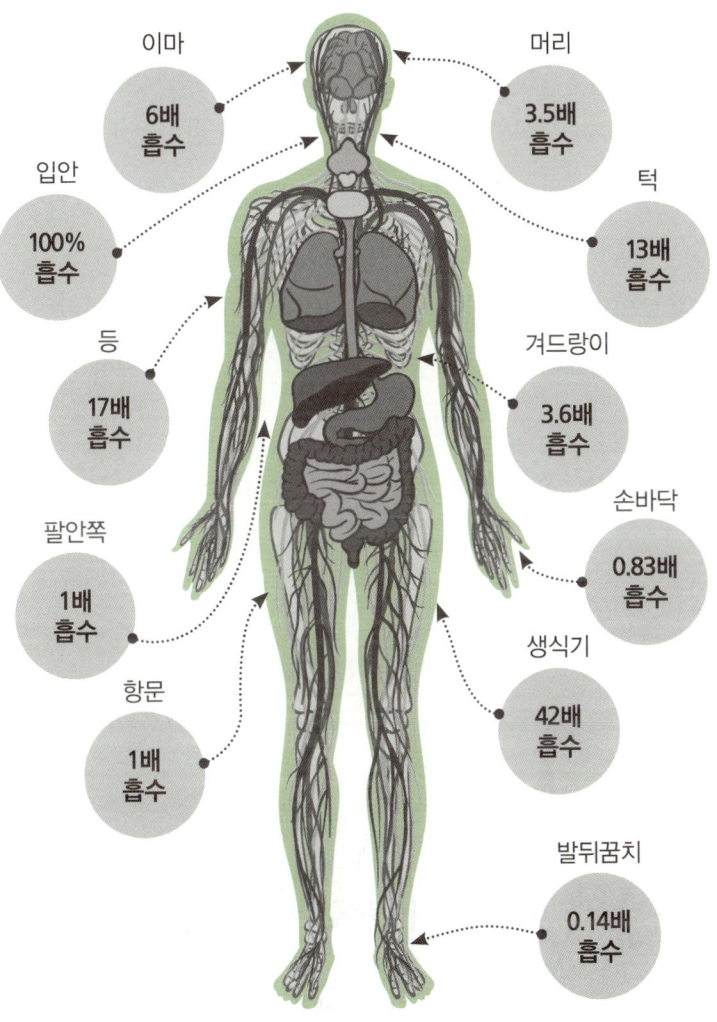

4 경구독 |經口毒|

우리 몸에 들어오는 독 중에서도 입으로 유입되는 독의 종류와 양이 가장 많을 것입니다. 매일 음식을 섭취해야 우리가 에너지를 얻어 살아갈 수 있으니까요. 그런데 안타깝게도 우리의 먹거리가 그리 건강하지 않습니다. 건강을 위해 음식을 먹지만 음식은 대부분 독으로 뒤범벅되어 있습니다.

재료의 영양을 살리려 있는 그대로 요리하면 맛이 덜하기 때문에 우리는 온갖 첨가제를 넣어서 먹습니다. 여기에다 인공 향신료까지 뿌립니다. 특히 가공식품에는 변질을 막아주는 보존제와 장기 보존을 위한 방부제를 넣습니다. 이는 모두 우리의 입맛을 돋우기 위한 방법입니다. 우리의 혀는 이미 이런 맛에 길들여져 있습니다.

우리는 매일 조금씩 독성을 먹고 있다

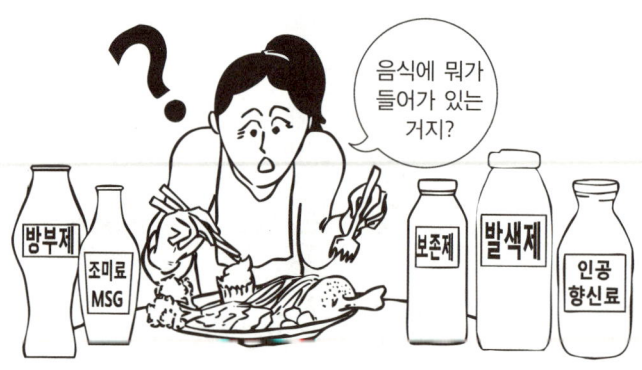

그렇다고 음식물의 원재료 자체가 건강한 것도 아닙니다. 재배와 사육 과정 중에 여러 종류의 농약이나 항생제를 투여하기 때문입니다. 또한 대량 생산을 위해 성장호르몬도 넣습니다. 그래야 더 많은 사람을 만족시킬 수 있으니까요. 많은 독성을 투여하는 것은 대량 생산의 어두운 면입니다. 그렇게 독으로 범벅이 된 것을 우리가 요리해서 먹는 것입니다.

현재 우리의 건강과 성품은 과거에 우리가 먹은 음식물의 결과입니다. 즉, 어떤 음식을 먹었느냐가 지금의 내 건강과 성품을 결정한 것이나 마찬가지입니다. 한데 지금처럼 바쁜 시대에 좋은 음식을 가려먹기란 여간 어려운 일이 아닙니다. 설령 좋은 음식을 먹고자 해도 주위에서 성격이 까다롭다며 핀잔을 주기 일쑤입니다.

그러나 내 몸, 내 건강을 위하는 일에는 좀 까다로워도 괜찮습니다. 입으로 들어오는 모든 독을 피할 수는 없어도 신경 써서 덜 위험하고 보다 안전한 먹거리를 찾아 섭취하는 것이 좋습니다. 여기에 더해 해독으로 배출하거나 중화하면 건강 유지에 큰 도움이 됩니다.

지금의 나는 과거에 먹었던 음식의 결과물입니다

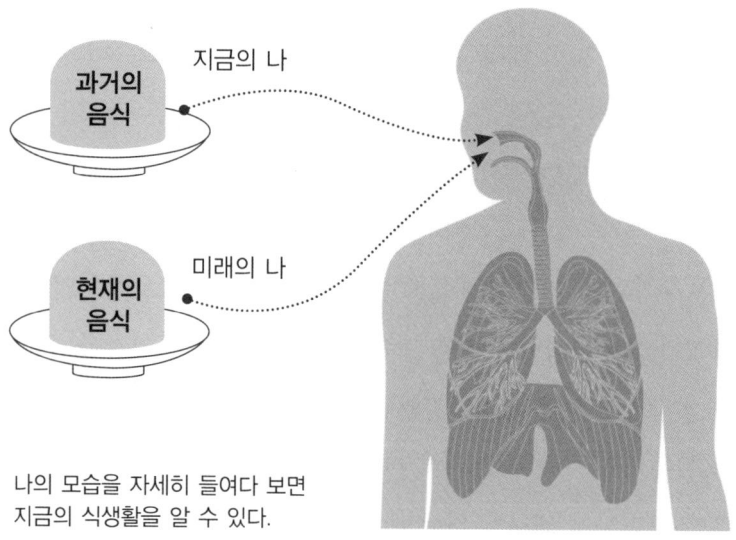

나의 모습을 자세히 들여다 보면
지금의 식생활을 알 수 있다.

우리는 건강하지 않은 음식을 먹는 가축, 우울증·암·당뇨·고혈압에 걸린 가축, 열악한 환경에 분노하는 가축을 매일 혹은 너무 자주 먹고 있습니다.

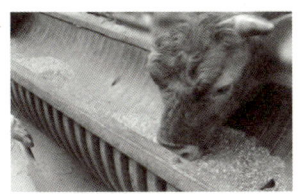

축산 농가 항생제 오남용 심각, 기준치의 천 배

몇 해 전 방송에서 식용 가축의 항생제 오남용을 다룬 적이 있습니다. 소, 돼지, 닭을 기르는 축산 농가의 항생제 오남용이 심각한 수준이기 때문입니다. 기준치의 무려 천 배가 넘는 항생제가 검출된 사례도 있었습니다. 그 내용을 보면 이렇습니다.
"지난해 8월, 한 유명 가공업체의 닭고기에서 허용 기준치의 12배가 넘는 항생제가 검출돼 큰 사회적 이슈로 떠올랐다. 문제는 이런 사례가 드문 일이 아니라는 데 있다. 실제로 지난해에 국립수의과학검역원이 국내산 육류를 대상으로 항생제 잔류 검사를 시행한 결과, 허용 기준치를 초과해 부적합 판정을 받은 비율이 일본의 11배에 달했다. 허용 기준치의 천 배가 넘는 항생제가 검출된 쇠고기도 있었다. 항생제가 남아 있는 고기를 장기간 섭취하면 항생제 내성이 생겨 질병 치료가 어려워진다. "암을 100퍼센트로 봤을 때, 흡연이 암에 미치는 영향은 25퍼센트고 나머지 75퍼센트는 우리가 흔히 사용하는 화장품과 목욕용품 그리고 오염된 작업장에서 비롯됩니다.

사람들은 하루에도 몇 번씩 사용하는 화장품과 욕실용품에 발암물질이 들어 있다는 것을 모르고 있습니다. 즉, 사람들은 자신도 모르는 사이에 발암물질에 노출되고 있습니다. 문제는 우리에게 제품 성분을 보고 발암물질이라고 판단할 만한 지식이 없다는 점입니다.

우리가 먹는 고기는
이제 단백질을 위한 목적을
벗어나 항생제를 먹기 위해 먹는
것이라고 해석해야 합니다.

20017년 09월 15일 자료

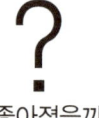
과연 좋아졌을까요?

'항생제 고기' 5년새 2.6배 늘어…

['계란'보다 진짜 심각한 건… 불안한 식탁]
축·수산물 항생제 오염 심각.사료에 항생제 투입 금지했지만
동물용 항생제 판매량 늘어
항생제 내성균 든 축·수산물도 충분히 익혀 먹으면 감염 안돼

생선회도 수퍼박테리아 안심못해

초밥·회 등서 나온 리스테리아균
한국식품연구원이 지난 2월 시중 유통되는 초밥과 회 등 수산물에서 27개 리스테리아균을 검출해 분석한 결과, 27개 균 모두가 옥사실린·암피실린 등 4종류 항생제에 내성을 가진 것으로 나타났다. 이 균이 체내에 들어와 문제를 일으킬 경우 치료하기가 어려울 수 있다는 뜻이다.

전국 개고기 64%서 항생제 검출

동물자유연대-건국대 개고기 조사
사상 첫 전국 규모 93곳 검사 결과 보고

5 경비독 | 經鼻毒 |

모든 생명체는 호흡을 하는데 특히 포유동물은 코 호흡으로 산소를 공급받아 생명 활동을 이어갑니다. 문제는 코로 유입되는 공기의 질이 형편없이 떨어져 있다는 점입니다. 실제로 산업화의 부산물인 배출 가스와 분진 | 粉塵 | 이 여과 없이 체내로 들어오고 있습니다. 이것은 거의 다 중금속에 속합니다.

중금속은 무거운 석유화학물질로 몸 안에 유입되어 쌓이면 잘 배출되지 않습니다. 무엇보다 이것은 신경을 교란시키고 호르몬 대사에 악영향을 끼쳐 큰 질병을 일으킵니다. 근래 대두된 미세먼지는 배출오염물질로 이미 사회적 이슈가 된 지 오래입니다.

초미세먼지의 경우 세포 안까지 파고들어 변이 유전자를 만들기도 합니다. 이 변이 유전자는 비정상 세포로 변질되어 암으로 발전합니다.

경피의 경우에는 안전한 제품을 선택하거나 안전하지 않은 제품의 사용량을 줄이면 독의 해가 줄어듭니다. 경구도 먹거리를 잘 살피고 신경을 쓰면 어느 정도 피해를 줄일 수 있습니다. 하지만 경비는 다릅니다. 대기 중에 오염물질이 있으면 그것은 당연히 코 호흡으로 체내에 들어옵니다. 인간이 호흡하지 않고 살 수는 없으니까요.

앞으로 경비독이 증가하는 것은 물론 온갖 관련 질환이 속출할 것으로 보입니다. 폐는 모든 대사에서 최우선으로 중요합니다. 체내 대사에서 산소 공급은 매우 중요한 일이기 때문입니다. 한데 대기오염과 여러 환경적 재앙이 우리의 폐를 고통스럽게 만들고 있습니다. 이로 인해 폐가 허약해지면 몸 전체가 허약체질로 변해 감염에 약해질 수밖에 없습니다.

이제라도 우리는 경비독의 위험을 제대로 알고 대처해야 합니다.

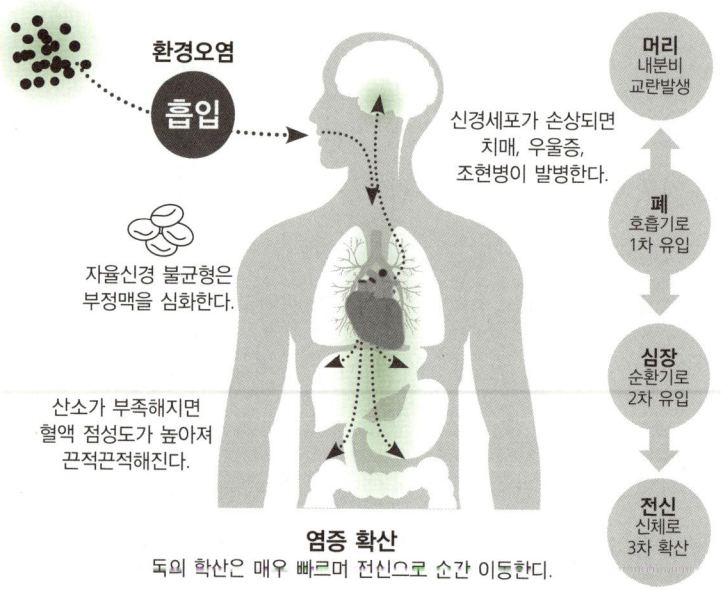

염증을 일으키는 미세먼지

환경오염 → 흡입

머리 - 내분비 교란발생
폐 - 호흡기로 1차 유입
심장 - 순환기로 2차 유입
전신 - 신체로 3차 확산

신경세포가 손상되면 치매, 우울증, 조현병이 발병한다.

자율신경 불균형은 부정맥을 심화한다.

산소가 부족해지면 혈액 점성도가 높아져 끈적끈적해진다.

염증 확산
독의 확산은 매우 빠르며 전신으로 순간 이동한다.

6 활성산소의 폐해

활성산소 | 活性酸素, Oxygen Free Radical | 의 폐해에 관한 정보는 이미 널리 알려져 있습니다. 그러나 그 기전을 아는 사람은 많지 않습니다.

우리가 평소에 들이마시는 호흡 속 산소의 양으로는 활성산소 문제가 일어나지 않습니다. 만약 그것이 문제가 되었다면 인간은 벌써 지구상에서 사라졌을 것입니다. 그 정도의 산소량은 오히려 몸에 유익합니다. 유기대사 | 有氣代謝 | 에 산소가 반드시 필요하기 때문입니다.

이 대사 과정에서 약 2퍼센트의 대사 찌꺼기가 만들어지는데, 이것을 활성산소라고 부릅니다. 이 활성산소는 인체의 면역

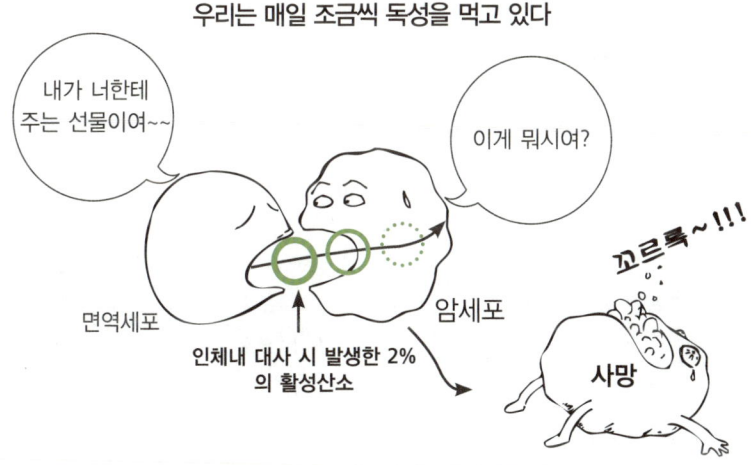
우리는 매일 조금씩 독성을 먹고 있다

이 병원체나 이물질을 제거하는 데 사용합니다. 또 살균 기능으로 인체를 보호하는 역할도 합니다. 이것은 활성산소의 아주 유익한 작용입니다.

만약 이 좋은 활성산소까지 제거하면 몸은 균에 감염되고 이물질로 범벅이 되어 만신창이가 될 것입니다. 문제는 활성산소의 유익하지 않은 작용에 있습니다. 과유불급 | 過猶不及 | 이라고 활성산소의 과잉 생산은 오히려 몸을 나쁜 쪽으로 기울게 합니다.

심하면 몸을 너무 산화시켜 녹슬게 합니다. 철 | Fe | 이 녹스는 것과 같은 현상이 일어나는 것입니다. 이것은 세포 속 유전자인 DNA를 부숴 돌연변이 세포를 만듦으로써 암이 생성되는 원인으로 작용합니다. 아주 끔찍한 현상이죠.

이처럼 활성산소가 과하게 생성되는 원인에는 여러 가지가 있지만 아이러니하게도 가장 큰 원인은 산소 부족입니다. 산소

부족한 산소가 질병의 원인이 된다

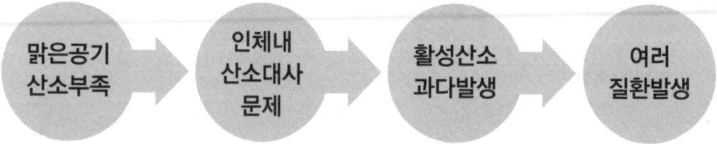

부족으로 불연소가 일어나면 활성산소가 발생합니다. 대부분의 전문가가 지금까지 알려진 질병의 90퍼센트는 활성산소와 관련이 있다고 말합니다.

그만큼 현대인의 몸은 활성산소를 많이 만들어낼 정도로 취약한 상태에 놓여 있습니다. 활성산소는 인체에 가장 강한 독인데 이를 억제하려면 항산화 식품을 충분히 섭취해야 합니다. 그러나 그보다 더 중요한 것은 활성산소의 생성을 억제하도록 몸 상태를 건강하게 만드는 것입니다.

7 스트레스와 독

 현대인은 매일 많은 스트레스를 받으며 살아갑니다. 스트레스를 받지 않는 날이 거의 없을 지경이지요. 물론 어느 정도의 스트레스는 몸에 이로울 수 있습니다. 심장을 요동치게 하고 근육에 활력을 불어 넣어 힘겨운 하루를 이겨내도록 해주니 말입니다.

 그러나 일정 선을 넘어가면 이것은 오히려 질병이 되어버립니다. 만성 스트레스는 우리 몸을 지치게 만듭니다. 심지어 삶의 의욕과 저항력을 잃게 해 삶을 포기하게 만들기도 합니다. 이 지경에 이르면 아주 위험한 상태라고 할 수 있습니다.

 그런데 많은 현대인이 이처럼 위험한 선까지 도달한 경우가 많아 큰 문제가 되고 있습니다. 이미 스트레스는 사회적 질병을 야기하는 원인으로 작용하고 있습니다. 이것을 치료하지 않으면 앞으로 우리는 스트레스로 분노하거나 이성을 잃은 사람들이 아우성치는 모습을 자주 보게 될 것입니다.

 지속적으로 스트레스를 받으면 혈관이 병듭니다. 이 말은 혈관이 좁아지고 탄력을 잃는다는 뜻입니다. 그러면 전신에 혈액 공급 문제가 발생하고 세포는 굶주리고 맙니다. 이때 뇌의 중앙에 있는 뇌하수체는 매우 바빠집니다. 세포에 영양을 보내려면 갑상선에는 티록신을, 부신피질에는 코르티솔 호르몬을 분비하도록 명령해야 하기 때문입니다.

이 명령이 떨어지면 호르몬들은 간에 저장된 영양 창고의 문을 열어 배고픈 세포에게 영양을 전달합니다. 이것이 스트레스에 대한 우리 몸의 대응 방식입니다.

문제는 강한 스트레스가 지속적으로 이어질 때 발생합니다. 이로 인해 만약 뇌하수체 부종이 발병하면 몸 전체가 스트레스에 매우 취약해집니다. 몸이 취약해질 경우 대사장애가 일어나 많은 독이 생깁니다.

세포이 배고픔을 달랠 때는 지방을 사용하는데 이때 불연소가 발생합니다. 이는 자동차가 시속 80킬로미터로 달리다가 언덕에서 100킬로미터의 속도를 내면 매연이 발생하는 이치와 같습니다. 세포에 빨리 도달하도록 하다 보면 어쩔 수 없이 독이 발생하는 것입니다.

"스트레스는 만병의 근원"이라는 말이 나온 이유는 그것이 몸 안에 많은 활성산소를 만들기 때문입니다. 지나친 활성산소는 독으로 작용합니다.

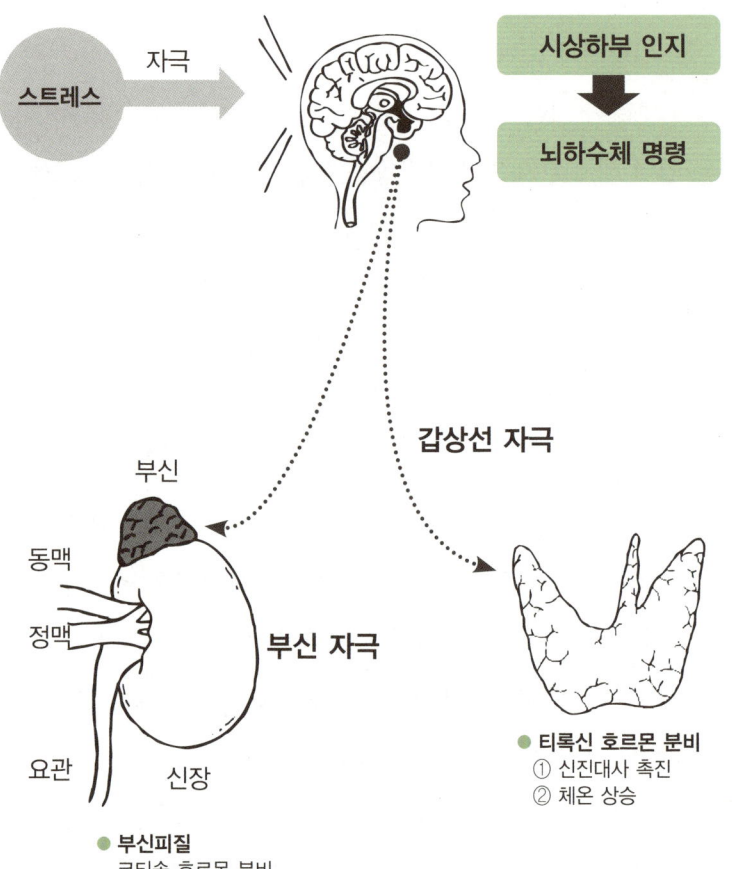

8. 독과 염증

독은 많은 염증을 일으킵니다. 독이 세포를 괴롭히고 DNA를 파괴하면 그 처리 과정에서 염증이 발생합니다. 이처럼 염증은 저절로 만들어지는 것이 아니라 반드시 무언가가 비정상적일 때 생성됩니다.

외부에서 병원균이나 바이러스가 침투해도 염증이 발생합니다. 한마디로 모든 염증에는 그 원인이 있습니다. 만약 염증이 많이 발생한다면 몸이 정상적이지 않다는 사실을 인식해야 합니다.

예를 들어 수술 후에 염증이 계속 발생할 경우, 이것은 수술이 잘못되었음을 의미합니다. 염증에는 통증이 수반되는데 이는 염증을 빨리 해결하라는 신경의 호소입니다. 이때 면역이나 생리활성물질, 효소가 나서서 해결합니다.

그런데 염증이 너무 많이 발생하면 상황은 달라집니다. 몸이 붓고 배설 기능이 마비되면서 몸은 더 많은 독의 바다로 출렁이고 맙니다. 해독은 몸속 염증을 치료하는 과정으로 인체를 위한 중요한 청소 작업입니다.

독이 점막세포를 공격하여 염증을 발생시킨다

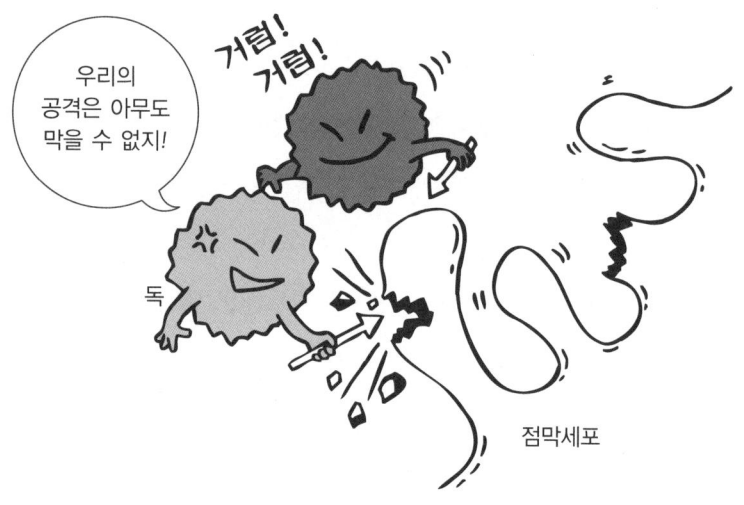

9 독과 비만

먹는 즐거움의 유혹을 이겨내지 못하는 사람은 맛있는 음식을 보면 무작정 달려들어 먹어치웁니다. 다이어트가 안겨주는 고통을 알고 있으면서도 말입니다. 물론 그 대가로 혹독한 다이어트를 하느라 몸부림을 칩니다.

하지만 대다수는 다이어트에 실패합니다. 그 이유는 몸속 독은 내버려두고 체지방만 빼기 때문입니다. 몸은 독을 매우 위험한 존재로 인식합니다. 그냥 내버려두면 온몸을 더럽히고 특히 뇌에 접근할 경우 치명적인 문제를 일으킬 수 있어서입니다.

이에 따라 인체는 독을 지방으로 감싸 저장하려고 합니다. 이때 지방은 차가운 냉장고 역할을 합니다. 이는 우리가 음식을 오래 저장하기 위해 냉장고를 사용하는 것과 같습니다. 음식이 늘어나면 냉장고가 더 필요하듯 몸에 독이 많아지면 지방도 더 필요해집니다. 그러면 뇌는 몸에 지방질 음식을 더 섭취하라고 명령하고 몸은 우리가 음식 앞에서 입을 벌리게 만듭니다.

뇌의 명령이 떨어지면 우리는 이성을 잃은 개처럼 마구 먹어댑니다. 이것은 모두 독 때문입니다. 결국 비만도 독의 결과물로 봐야 합니다.

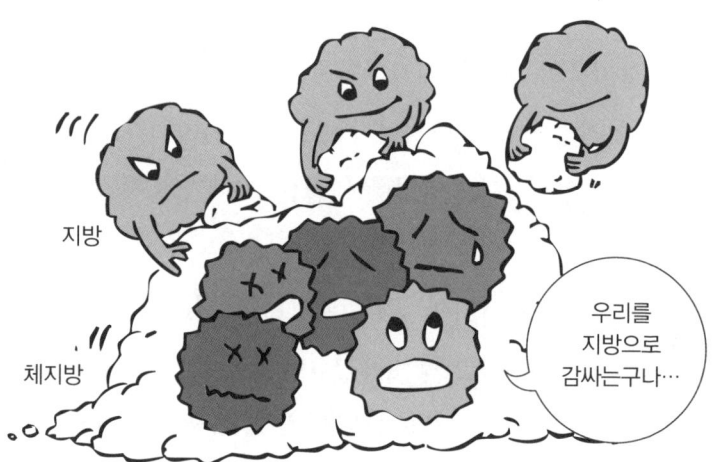

10. 육을 병들게 하는 독과 질병

해독에 대한 사회적 관심이 늘어나면서 독으로 인해 발생하는 질병 역시 인지도가 높아졌습니다. 국민의 75퍼센트가 '질병의 원인은 독'이라는 생각을 할 정도지요. 실제로 독은 외부에서 유입되는 것과 몸 안에서 발생하는 것 모두 그 비율이 높게 나타나고 있습니다.

굳이 경중을 따지자면 외부에서 유입되는 비율이 훨씬 더 높습니다. 그런데 매일 몸 안으로 유입되는 그 독이 생각보다 양이 많아 걱정입니다.

앞으로 독이 질병의 원인이라는 생각은 계속 확대될 것입니다. 그만큼 이 사회는 독으로 가득 차 있습니다. 이에 따라 우리는 질병을 다른 각도에서 바라볼 필요가 있습니다. 현재 독에 대처하는 방법이나 치유 및 치료 방법이 변화하고 있고, 이를 인지하는 전문가도 계속 늘고 있는 추세입니다.

이미 독을 제거하는 것이 건강 회복을 위한 최상의 길임을 인식하는 연대가 형성되고 있습니다. 앞으로는 독과 질병의 상관관계에서 반드시 독을 제거해야 건강해질 수 있다는 의학적 토대가 형성될 것으로 보입니다. 독이 증가하면서 질병도 계속 늘어나고 있기 때문입니다.

현대인은 몸 안에 상당한 양의 독을 지닌 채 살아가고 있습니다. 사실 질병을 들여다보면 그 안에는 독이 가득합니다. 독에 물든 병든 세포가 고통스런 신음소리를 내고 있는 것입니다. 세포가 고통을 겪는 상태에서는 아무리 좋은 것을 섭취해도 몸에 유익함을 안겨주지 못합니다.

새 집을 원한다면 먼저 헌 것을 버리고 다시 짓거나 뜯어고쳐야 합니다.

세상에는 독으로 가득 차 있습니다

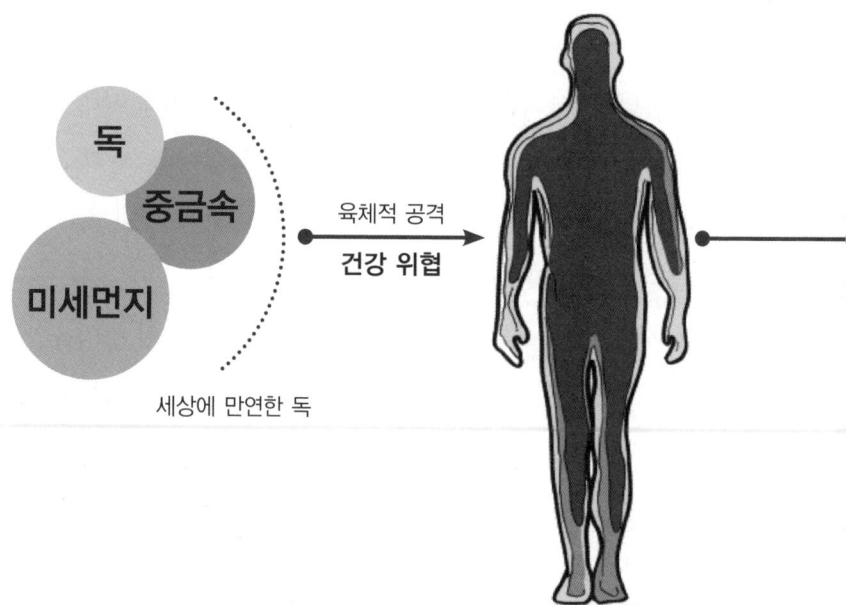

아궁이에 불을 지필 때도 재를 끄집어낸 다음 나무를 넣고 불을 피우지요. 마찬가지로 건강한 새 몸을 원한다면 먼저 몸 안의 나쁜 것을 깨끗이 청소한 뒤에 관리해야 합니다.

질병을 그냥 내버려둔 채 건강을 바라는 것은 어리석은 생각입니다. 그리고 질병에 걸리면 질병 상태가 아니라 그 안을 들여다보고 원인을 찾아 제거해야 합니다. 이것을 우선시하는 것이 질병에서 해방되는 최상의 길입니다.

독은 육체를 먼저 황폐케 합니다

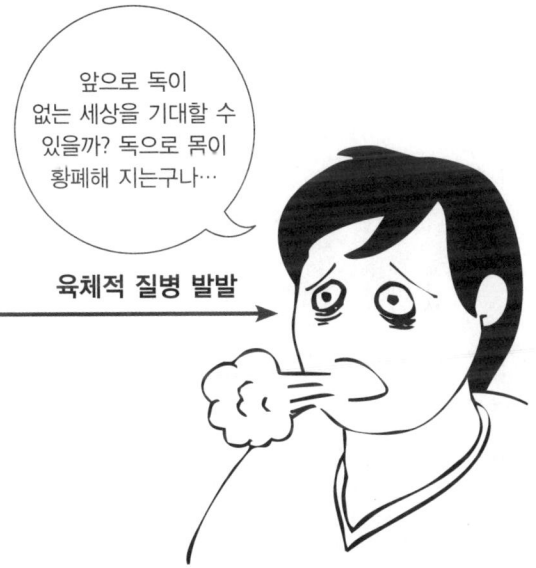

11. 혼을 병들게 하는 독

　우리의 정신은 어디를 향해 가고 있을까요? 시간을 내 조용히 이 질문을 생각해보십시오. 무엇을 위해 살고 있고 또 무엇을 하느라 그리 바쁜지도 말입니다.

　안타깝게도 많은 사람이 정신줄을 놓고 살아갑니다. 정신없이 육체만 길들이며 무작정 전진하는 것은 위험한 행동입니다. 삶의 근본적 이유와 타당성을 확립하지 않으면 우리는 망가진 불도저처럼 사는 것이나 마찬가지입니다. 정신을 밑바탕에 두지 않을 경우 어디를 향해 가는지, 무엇을 위해 사는지가 불분명해집니다. 이때 자기만족과 자기성찰이 무뎌지고 결국 육체가 이끄는 대로 살아가기 십상입니다.

　본성이 이성을 지배하면 이성이 본성의 울타리에 갇혀 종종 어리석은 행동을 하고 맙니다. 반면 혼이 깃들거나 바로 서 있는 사람은 바른 생각과 바른 행동을 합니다. 그 혼이 병들고 약해질 경우 곧바로 육체도 허약해지고 맙니다. 많은 사람이 정신적, 육체적 힐링을 위해 여행을 떠나거나 안식을 취하는 이유가 여기에 있습니다.

　압박과 장기적인 스트레스는 뼈의 골수를 마르게 해 허약하게 만들며, 심지어 식음을 전폐하게 합니다. 또한 인생의 모든 것을 포기하게 만들거나 실행력을 바닥으로 떨어뜨립니다.

그 모든 것의 원인 중 하나가 독입니다. 두뇌에 독이 가득해지면 두뇌는 이성을 잃고 엉뚱한 명령을 내립니다. 뇌의 균형이 무너질 경우 호르몬 불균형으로 몸과 정신이 쇠약해지기 때문입니다.

12 영을 병들게 하는 독

 마음의 병은 강력한 파괴력으로 모든 것을 망가뜨립니다. 몸과 영혼까지 말라버리게 만드는 것입니다. 많은 사람의 영혼이 마르고 병들면 이는 사회적인 문제로 발전하게 됩니다. 궁극적으로는 사회가 지향하는 정의실현에 문제가 발생하지요.
 영혼이 없는 사람이나 영혼에 병이 든 사람은 대책 없이 일을 저지릅니다. 지금까지 지구 역사에 악영향을 끼친 대표적인 인물들이 여기에 속합니다. 이 사회가 더디게 정화되거나 여전히 문제가 발생하는 이유도 이러한 사람들 때문입니다.
 영을 병들게 하는 원인은 이기심, 고집, 아집 그리고 이타적인 사랑 결핍에서 찾아볼 수 있습니다. 이런 마음 상태에서는 자기 것만 옳다고 여겨 다른 것은 용납하지 않는 정신세계를 드러냅니다. 다른 사람을 배려하지 않거나 심지어 옳지 않다고 생각하기도 합니다.
 이것은 마음의 밭을 잘 가꾸지 않아서 생기는 것이라고 볼 수도 있지만, 실제로는 영이 맑지 않아서 발생하는 일입니다. 영혼이 맑은 사람은 얼굴에 광채가 납니다. 영이 온몸을 감싸고 있기 때문입니다. 반면 영혼이 더러운 사람은 옳은 생각, 바른 행동을 하지 않고 인상부터가 어둡습니다.

몸이 건강하길 바란다면 먼저 정신부터 올바르게 가꿔야 합니다. 그리고 올바른 정신을 위해서는 영혼을 맑게 할 필요가 있습니다. 그래야 완성체가 성립되기 때문입니다.

사람의 종교적 신념은 굉장한 힘을 지니고 있습니다. 인간 스스로 무언가 해답을 찾으려 하니까요. 항상 바르고 옳은 것을 갈망하고 기도하는 습관을 들이면 영혼을 더럽히는 독으로부터 해방될 수 있습니다.

> 해독에 정답은 없지만 그 해법은 많습니다.
> 많은 궁금증과 의문점을 해소해주는 명쾌한 해법은
> 우리를 올바른 해독의 길로 인도합니다.

Part 3
해독 Q&A

1. 해독은 왜 필요한가요?
2. 인체에는 독이 얼마나 있나요?
3. 태아에게도 독이 있나요?
4. 해독하면 살이 빠지나요?
5. 해독 후 요요현상은 왜 생기나요?
6. 해독 전의 준비사항은 무엇인가요?
7. 해독은 며칠 정도 하는 것이 좋나요?
8. 해독은 얼마나 자주 해야 하나요?
9. 해독 시 꼭 열을 올려야 하나요?
10. 해독 시 소금을 먹어야 하나요?
11. 해독 시 물은 얼마나 마셔야 하나요?
12. 해독하면 많은 질병이 좋아지나요?
13. 해독 후의 보식은 어떻게 하면 좋을까요?
14. 해독은 모두 좋나요?
15. 해독의 부작용은 없나요?
16. 해독의 종류와 방법에 차이가 있나요?

1 해독은 왜 필요한가요?

갈수록 많은 사람이 해독의 필요성을 인식하고 있습니다. 그만큼 세상에는 독이 많고 우리는 그 독으로부터 안전하지 않습니다.

이제는 건강을 지키려면 해독해야 한다는 것을 당연시할 정도로 우리는 매일 독과의 전쟁을 벌이고 있습니다. 그중에서도 중금속은 무거운 금속으로 몸에 상당한 악영향을 끼칩니다. 중금속이란 비소, 안티모니, 납, 수은, 카드뮴, 주석, 아연, 바륨, 비스무트, 니켈, 코발트, 망가니즈, 바나듐, 셀레늄 등 주로 주기율표상의 아래쪽에 위치하는 비중 4 이상의 무거운 금속원소를 말합니다.

근래에는 이러한 중금속으로 인해 건강을 잃는 사례를 종종 볼 수 있는데 대표적인 것이 새집증후군입니다. 새집증후군은

아무것도 하지 않으면서 건강을 바라는 건 미친 짓이다

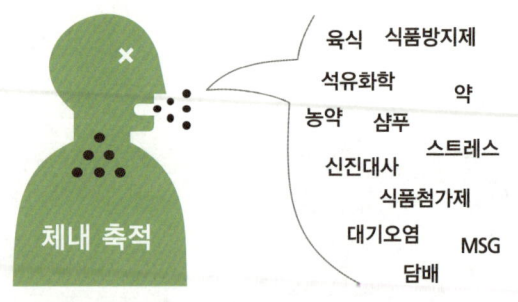

아토피와 천식, 기관지염 등의 질환을 일으킵니다. 배기가스에 혼합된 산화질소물의 미세먼지도 문제를 배가하고 있습니다.

특히 도시에 사는 사람은 중금속으로부터 안전을 기대하기가 쉽지 않습니다. 그중에서도 카드뮴ㅣCdㅣ은 매우 무서운 중금속에 속합니다. 이 중금속이 인체에 들어가면 뼈가 약해지고 대사가 어려워지며 심지어 생명까지 잃고 맙니다. 카드뮴으로 발생하는 질병이 그 유명한 '이타이이타이' 병입니다.

먹거리에 함유된 중금속의 비중은 갈수록 점점 더 늘어나고 있습니다. 그중 비소ㅣ砒素, Arsenic, 원소기호 Asㅣ는 암을 일으키는 주범으로 종종 생수에서 발견됩니다. 이는 치병적인 독극물로 우리의 주식인 쌀에서도 검출되어 적지 않게 문제가 되고 있는 물질입니다.

비소는 일단 체내에 들어오면 30~40년간 배설되지 않고 축

우리의 식탁이 불안전한 것은 어쩔 수 없는 시대상이다

농약살포
농약살포
불안한 식탁
식수오염

독의 유입
건강 적신호
질병유발

농약살포
불안한 식탁
식수오염

적되어 여러 장기에 문제를 일으킵니다. 비소가 쌀에서 검출되는 이유는 벼의 해충을 없애는 농약에 그 성분이 들어 있기 때문입니다. 이 비소를 벼가 빨아들이면 알곡인 쌀을 통해 우리 몸으로 들어옵니다.

요즘 닭의 진드기를 없앨 목적으로 사용한 피프로닐 | Fipronil | 이 계란을 통해 체내로 들어와 문제가 되고 있는데, 이런 문제는 단연코 한두 가지가 아닙니다.

흔한 예로 담배를 피울 때 흡연자는 유독성 물질을 흡입합니다. 또한 공장지대에서 일하는 많은 사람이 매일 조금씩이라도 독을 마시고 있습니다. 이러한 독은 설령 적은 양을 흡입하더라도 잘 배설되지 않아 지속적으로 우리 몸을 괴롭힙니다.

가령 납 | Pb | 은 신경조절장애를 일으키고 근육 활동을 저해해 무기력하게 만듭니다. 수은 | Hg | 은 체내에 산소 결핍을 일으켜 신진대사를 어렵게 만드는 나쁜 중금속입니다. 이러한 중금속은 머리카락 검사로 모두 검출되며 이를 배출하려면 장시간 운동을 하거나 건강식을 섭취해야 합니다.

중금속을 배출하지 않으면 그것은 계속해서 우리 몸을 괴롭히고 건강을 조금씩 갉아먹습니다. 그런데 안타깝게도 우리 주위에는 온통 중금속 투성이입니다.

중금속이 환경에 배출될 경우 생물권을 순환하면서 먹이연쇄를 따라 사람에게까지 도달합니다. 이를 피하려면 중금속에 따른 환경오염을 막아야 합니다. 중금속은 미량이라도 일단 체내에 축적되면 잘 배출되지 않고, 몸속의 단백질에 쌓여 장기간에 걸쳐 부작용을 일으키므로 매우 위험합니다.

예를 들어 우리 몸 곳곳에 산소를 운반하는 헤모글로빈은 글로빈이라는 단백질에 철이 결합한 형태입니다. 그러나 우리 몸에 수은이 들어와 이것이 철 대신 글로빈에 붙으면 헤모글로빈은 산소 운반 능력을 상실합니다. 납은 신경과 근육을 마비시키고 카드뮴은 폐암을 일으키거나 뼈를 무르게 합니다. 망가니즈는 뇌와 간에 축적되어 성장 부진과 생식 능력 저하를 유발합니다.

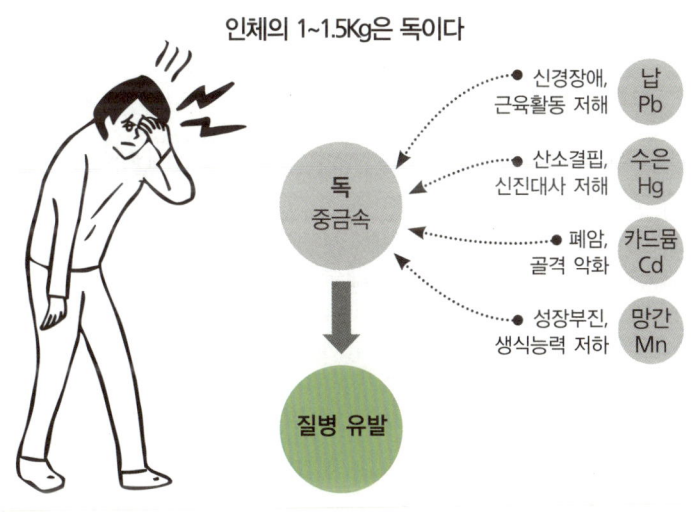

2 인체에는 독이 얼마나 있나요?

　인체에 독이 얼마나 있는지, 그 독이 몸에 어느 정도 영향을 미치는지는 사람마다 다릅니다. 사실 독의 무게를 재는 것은 불가능하지만 대략 몸무게의 1.5킬로그램으로 보면 됩니다. 해독 시 1.5~3킬로그램의 감량 효과를 보는 것은 독이 배출되었음을 의미합니다. 역으로 우리는 평소에 약 1.5킬로그램의 독을 몸에 지닌 채 살아가고 있습니다.

　해독을 하고 나면 근질량이 증가했음을 알 수 있습니다. 이는 해독으로 열이 발생하면서 그 열을 저장하려고 근육이 증가하기 때문입니다. 따라서 근질량이 발달한 사람은 몸속에 독의 양이 적습니다. 반대로 근질량이 부족하고 체지방이 많은 사람은 독이 많고 그것도 전반적으로 분포되어 있습니다.

　그런데 해독을 할 때는 체지방이 배출되거나 감소하지 않습니다. 해독 이후 다이어트를 해야 체질량이 감소하며 한 달에 3~10킬로그램까지 감량할 수 있습니다. 이처럼 인체의 독은 해독으로 분해하고 다이어트로 배출해야 합니다.

인체의 1~1.5Kg은 독이다

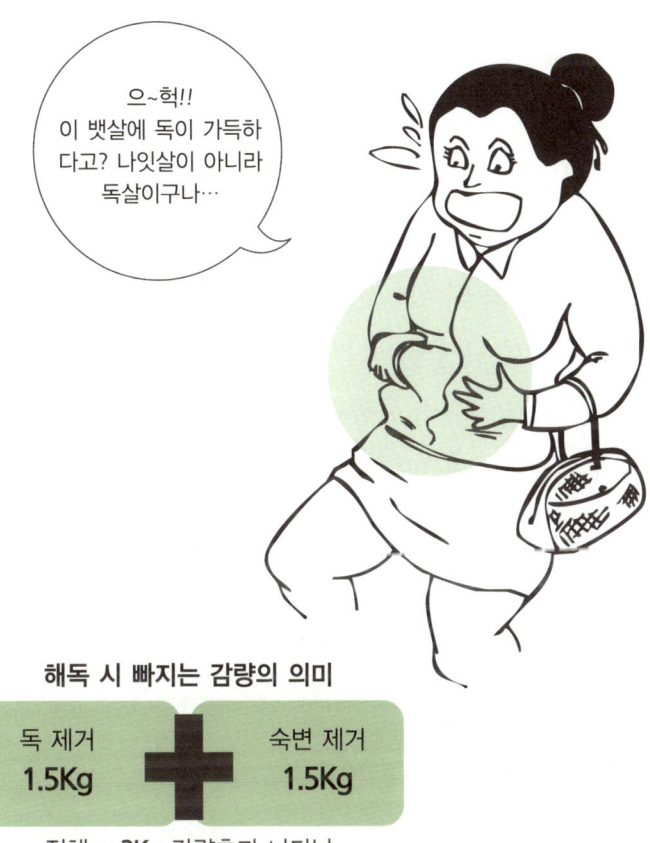

으~헉!!
이 뱃살에 독이 가득하다고? 나잇살이 아니라 독살이구나…

해독 시 빠지는 감량의 의미

독 제거	＋	숙변 제거
1.5Kg		1.5Kg

전체 = **3Kg** 감량효과 나타남

3. 태아에게도 독이 있나요?

태아에게도 독이 있고 실제로 독 때문에 태아가 병든 상태로 태어나기도 합니다. 일본에서 조사한 결과에 따르면 임신부의 70퍼센트가 이미 양수가 오염되어 있고 이로 인해 수많은 아기가 선천적 아토피나 천식, 기형을 안고 태어난다고 합니다.

양수 오염과 태아의 질병은 모든 현대인에게 적용되며, 이는 산업 발달과 함께 진행되는 여러 연관성에서 그 원인을 찾을 수 있습니다. 해독이 이뤄지지 않으면 미래의 인류는 탄생과 함께 유전적 질병을 타고나 평생 고통 속에서 살아갈 수밖에 없습니다. 이제 해독은 선택이 아닌 필수입니다.

태아 발달 단계

- 1~3개월(0~11주): 뇌세포, 근육조직, 내장, 얼굴윤곽
- 4개월(12~15주): 눈, 코, 팔다리, 솜털
- 5개월(16~19주): 심장박동, 간뇌, 망막 발달
- 6개월(20~23주): 골격, 머리카락, 눈썹, 속눈썹
- 7개월(24~27주): 밤낮 구별, 폐, 청각
- 8개월(28~31주): 골격완성, 감각기관, 호흡연습
- 9개월(32~35주): 피하지방 늘어남, 표정 연습, 감각체계 완성
- 10개월(36~39주): 저학력, 생체리듬 연습

4 해독하면 살이 빠지나요?

이 문제는 다루기가 좀 조심스럽습니다. 해독의 목적은 다이어트가 아니라 몸속 독을 제거하는 데 있기 때문입니다. 앞서 말했듯 만약 지방이 독으로 인해 형성된 것이라면 해독과 동시에 살이 빠질 수 있습니다. 그렇지만 이것은 체지방 감소라기보다 독 감소라고 보는 것이 현명한 판단입니다.

살이 찌는 데는 여러 가지 원인이 있겠지만 우선 몸속 대사 문제에서 비롯됩니다. 대사가 잘 이뤄지지 않으면 살이 찌고 거기에는 독이 있습니다. 대사를 어렵게 만드는 것은 바로 독입니다. 이는 이물질이 붙어 있는 상태로 장작에 불을 붙이면 그 이물질 때문에 연소율이 떨어지는 것과 같은 이치입니다.

연소율이 떨어지면 영양소의 열량을 에너지로 전환하기가 어렵고, 이에 따른 에너지 부족은 체온 저하를 넘어 비만으로 진행됩니다. 해독은 결국 연소율을 높이는 것이며 연소율이 높아지면 체지방이 빠져 감량 효과를 보게 됩니다.

해독과 다이어트는 근본적으로 다른 것이다
다이어트를 위해 해독은 필수다

해독의 목적 Detox	다이어트의 목적 Diet
몸의 독을 제거하는 것, 3일간 진행 Detoxi cation (독성을 없애는 것)	몸의 필요 이상의 체지방을 제거하는 것 4일째부터 진행 Dietetics (영양학, 식이요법학)

5 해독 후 요요현상은 왜 생기나요?

해독 후 요요현상이 발생했다면 이는 해독을 잘못한 경우입니다. 일반적으로 해독 후에는 요요현상이 잘 발생하지 않습니다.

해독 시 열이 충분히 생기지 않았거나 숙면을 취하지 못했거나 따뜻한 물 공급이 원활치 않았을 경우 그리고 몸에 무리한 부담을 준 경우 등이 여기에 속합니다. 또한 해독 식품 중에 제거되지 않은 독성 물질이 포함되어 있거나 오염된 물을 섭취했을 경우에도 영향을 미칩니다.

몸이 해독과 동시에 또 다른 독이 유입되는 상황에 맞닥뜨리면서 다시 독이 쌓인 탓입니다. 해독을 하면 몸이 매우 예민해지므로 신중하면서도 조심스럽게 진행해야 합니다. 그래야 요요현상이 발생하지 않습니다.

요요가 발생했다면 잘못된 해독을 한 것이다

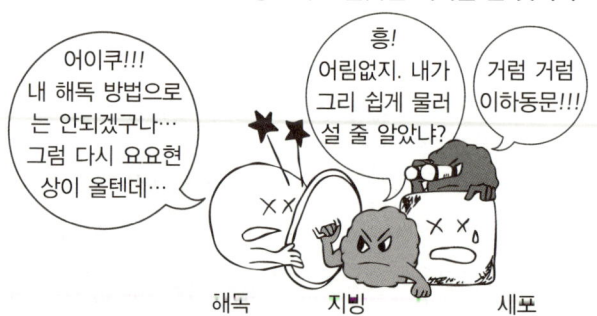

6 해독 전의 준비사항은 무엇인가요?

　해독은 시작하는 것보다 진행하기 전의 준비사항이 더 중요합니다. 거의 2~3일을 굶어야 한다는 강박관념에 사로잡혀 많이 먹거나 스스로 스트레스를 받으면 안 됩니다. 따라서 해독은 반드시 본인의 의지와 신념, 확신을 바탕으로 진행해야 합니다.
　먼저 따뜻한 물을 2리터 이상 마셔서 몸을 한층 더 따뜻하게 해주면 아주 좋습니다. 식사는 소화하기 쉽도록 자극적이지 않은 음식으로 합니다. 육식과 해물 등은 피하고 면 종류도 삼가야 합니다.
　해독 4시간 전에는 물 이외에 가공 음료는 물론 그 어떤 인위적인 음식물도 섭취하면 안 됩니다. 해독은 몸 안의 독을 제거하는 것이지만 마음과 정신까지도 해독한다는 자세로 임해야 합니다. 이것이 진정 해독하는 자세이자 올바른 해독 정신입니다.

해독을 시작 하기전의 준비 자세가 결국
좋은 해독의 결과를 얻을 수 있다

◆ 소화되기 쉬운 음식을 섭취한다.

◆ 업무나 일반 스트레스를 버린다.

◆ 체온을 미리 올려 놓는다.

◆ 따뜻한 물을 충분히 마셔준다.

◆ 일찍 자고 일찍 일어나 상쾌한 컨디션을 갖는다.

◆ 커피나 홍차, 음료수를 피하고 간식등의 음식을 입에 일절 넣지 않는다.

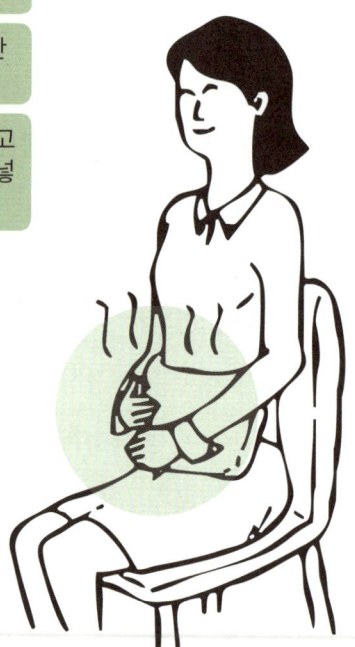

7 해독은 며칠 정도 하는 것이 좋나요?

해독 프로그램 중에는 1박을 하는 2일 과정과 2박을 하는 3일 일정이 있습니다. 4일, 10일 해독 프로그램도 있지만 실제로 가장 좋은 것은 3일 일정입니다. 이는 과학적 근거보다 생명의 탄생에서 그 기원을 엿볼 수 있습니다.

사람은 태어나면 자동적으로 3일 동안 해독을 합니다. 엄마의 젖이 3일 동안 나오지 않기 때문입니다. 과거에는 달리 방법이 없어서 아기가 굶주렸는데 이때 아기는 시커먼 변을 보았습니다. 3일이 지나고 4일째부터 젖이 나오면 굶주린 아기는 힘차게 젖을 빨아 배를 채웠습니다. 그래서 '젖 먹던 힘'이라는 말이 나온 것입니다. 이후 아기는 노란 변을 봅니다.

이처럼 우리가 해독을 하는 것은 계속 먹기만 한 탓에 몸 안에 쌓인 수많은 찌꺼기를 온전히 밖으로 배출하려는 생명 탄생 시의 연장이라 생각하면 됩니다. 빼지 않고 계속 넣기만 하면 몸은 이내 독의 무덤으로 바뀌고 맙니다.

인간은 태어날 때부터 자연적으로
3일의 해독을 한다

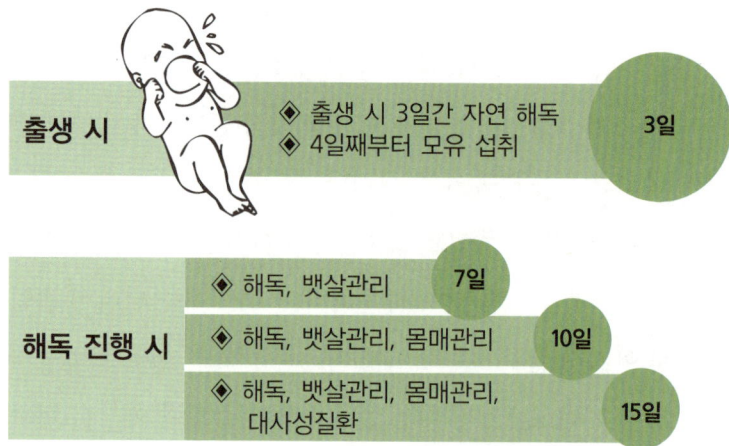

출생 시
- ◆ 출생 시 3일간 자연 해독
- ◆ 4일째부터 모유 섭취

3일

해독 진행 시
- ◆ 해독, 뱃살관리 — 7일
- ◆ 해독, 뱃살관리, 몸매관리 — 10일
- ◆ 해독, 뱃살관리, 몸매관리, 대사성질환 — 15일

8 해독은 얼마나 자주 해야 하나요?

현대를 살아가는 우리는 해독을 자주 해야 합니다. 과거에는 거의 독이 없었기 때문에 40~50대에 한 번 하면 되었지만, 지금은 상황이 상황인지라 자주 하는 것이 좋습니다. 독을 자주 빼주어야 건강을 지킬 수 있기 때문입니다.

3일 일정으로 해독을 처음 실행했다면 2주 이내에 2차를 하는 것이 좋습니다. 그리고 시간과 몸이 허락한다면 분기별로 하는 것이 좋으며 적어도 1년에 두 번은 하는 것이 바람직합니다.

우리 몸은 굶거나 휴식을 취하면 더 좋아집니다. 마찬가지로 해독을 자주 할수록 몸은 건강이라는 선물을 안겨줄 것입니다. 만약 심신이 병약한 상태거나 지병이 있으면 몸의 상태에 따라 진행해야 합니다. 몸에 무리를 주면서까지 자주 하는 것은 옳지 않습니다.

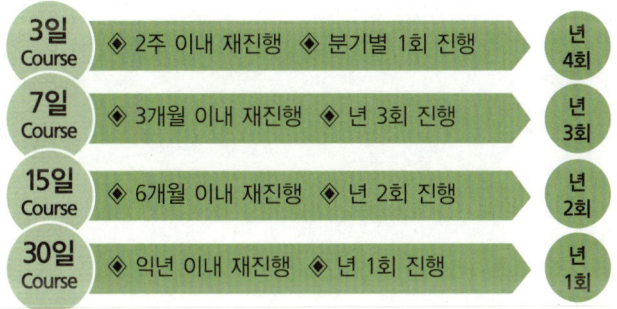

몸에 무리가 없는 해독은 자주하는 것이 좋다

9 해독 시 꼭 열을 올려야 하나요?

해독을 실행하면 몸은 열을 내뿜기 시작합니다. 독이 많거나 쌓여 있다는 것은 곧 몸이 저체온화 상태 혹은 열 부족 상태에 있음을 의미합니다. 따라서 해독에는 반드시 열이 동반됩니다.

열이 많거나 심한 정도에 따라 배출하는 독소의 양이 달라지므로 열을 충분히 공급해주는 것이 좋습니다. 하지만 체온을 올려주는 여러 가지 도구 중에 혹시 머리의 열을 올리는 것이 있다면 이는 삼가야 합니다.

몸에서 열을 일으켜 머리로 발산하는 것은 괜찮지만 직접 머리에 열을 쬐거나 공급해서는 안 됩니다. 머리에 들어온 열은 시상하부에 영향을 주는데, 이때 시상하부는 온몸에 열이 가득하다고 인식해 몸을 차갑게 만들려고 합니다. 반대로 해독하면서 몸을 차갑게 하거나 안정을 취하지 않으면 몸은 해독을 멈추고 독을 더욱 감싸려고 합니다. 그러므로 몸에는 열을 공급하고 머리는 그대로 두어야 합니다.

열이 동반 되야 독이 빨리 배출되고 해소된다

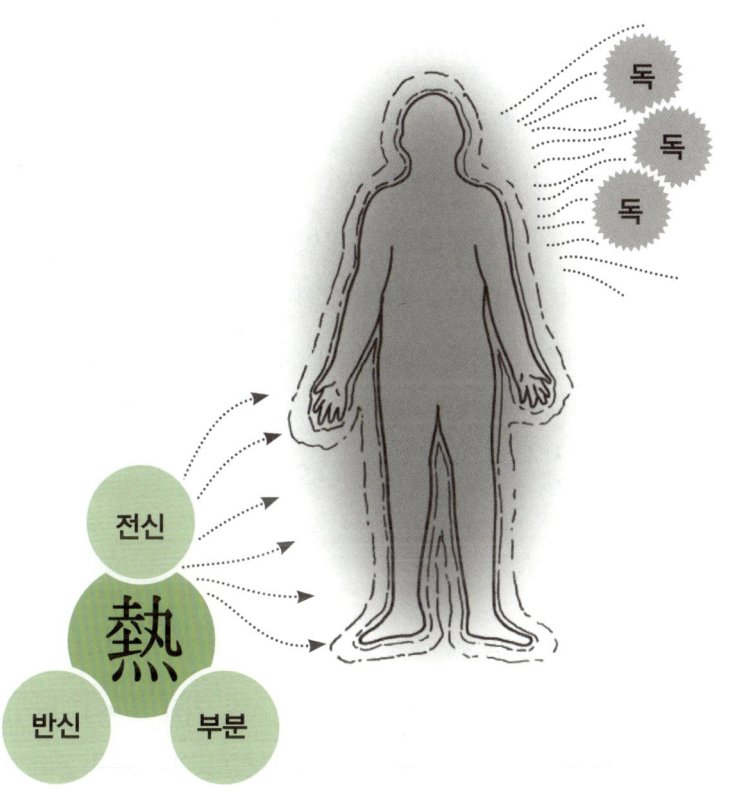

10 해독 시 소금을 먹어야 하나요?

실제로 여러 해독 프로그램이 소금 섭취를 권장합니다. 여기에는 각자의 방법과 이론이 있으므로 그 옳고 그름을 단정하기 어렵지만 두 가지 내용만큼은 우리가 인지하고 있어야 합니다.

소금은 인체에서 다섯 번째로 많이 필요한 미네랄입니다. 체온 유지와 삼투압의 중요 대사물질인 소금이 전해질에 꼭 필요한 성분이기 때문입니다. 해독할 때 소금을 활용하는 목적은 세포와 장기에 침투한 독을 삼투압으로 끌어당겨 밖으로 배출하는 데 있습니다. 또 체온 상승을 일으켜 해독을 돕기 위해서입니다.

그런데 실제로 해독할 때는 문제가 달라집니다. 해독 시 소금은 역할을 바꿔 독을 밖으로 배출하는 것을 저해합니다. 몸 안의 수분 평형이 깨지는 것을 막는 항상성의 원리가 작동하기 때문입니다.

세포 밖에는 40퍼센트, 세포 안에는 60퍼센트의 수분이 존재합니다. 만약 소금의 삼투압이 세포 안의 수분을 빼내면 오히려 세포 안의 독이 더 짙어지는 현상에 직면하고 맙니다. 땀을 많이 흘려 소금을 섭취해야 한다면 오히려 이 방법은 문제가 있음을 스스로 증명하는 셈입니다.

해독에 따른 탈진은 있어서는 안 되며 이는 매우 위험하고 옳지 않은 해독 방법입니다. 올바른 해독 방법은 배출을 많이 해도 탈진하거나 문제가 발생하지 않습니다.

한국인은 염분 섭취량이 너무 많아서 문제입니다. 젓갈류와 김치가 보여주듯 많은 음식을 염장해서 먹기 때문입니다. 그러므로 몸 안에 소금을 넣는 것보다 염분 수치를 낮추는 것이 건강에 유익합니다.

11. 해독 시 물은 얼마나 마셔야 하나요?

해독할 때는 반드시 물을 공급해주어야 합니다. 해독을 하면서 물을 원활하게 공급하지 않으면 해독에 실패할 확률이 높습니다. 물이 분해와 배설의 기능을 하니까요.

해독 시 필요한 물의 양은 하루 4리터 이상입니다. 물은 많이 마시면 마실수록 좋습니다. 만약 4리터 이상의 물을 마실 수 있다면 그렇게 하는 것이 좋습니다. 이때 물은 반드시 따뜻하게 마셔서 해독을 도와야 합니다. 찬물은 몸을 냉하게 만들고 순환에 나쁜 영향을 줍니다.

따뜻한 물에 해독에 필요한 티ㅣTeaㅣ나 관련된 식품을 우려서 마시면 더 좋습니다. 해독 후에는 하루 평균 2리터의 물을 마셔야 하며 자기 몸무게에 0.03을 곱한 값으로 마시는 것이 이상적입니다. 혹시 몸이 스트레스나 음주, 과도한 업무에 시달릴 때는 물을 더 마셔야 합니다. 그러면 균형 잡힌 몸을 유지할 수 있습니다.

이상적인 남녀의 수분 비율 및 해독 시 음용 방법

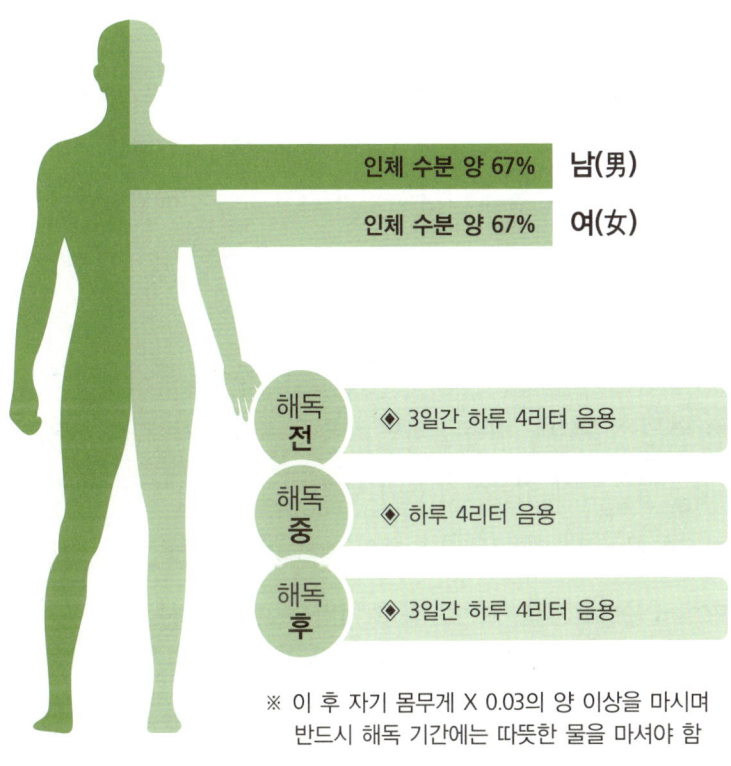

- 인체 수분 양 67% 남(男)
- 인체 수분 양 67% 여(女)

- **해독 전** ◆ 3일간 하루 4리터 음용
- **해독 중** ◆ 하루 4리터 음용
- **해독 후** ◆ 3일간 하루 4리터 음용

※ 이 후 자기 몸무게 X 0.03의 양 이상을 마시며 반드시 해독 기간에는 따뜻한 물을 마셔야 함

12. 해독하면 많은 질병이 좋아지나요?

해독의 첫 번째 목적은 많은 질병에서 벗어나는 데 있습니다. 대부분의 질병은 만성 질병입니다. 만성질환자는 대개 약을 오랫동안 복용해 온몸에 약의 독성이 퍼져 있는 상태입니다. 이들은 평생 약을 먹으며 약에 의존하는 삶을 살아가야 하는 운명이기도 합니다.

약에서 벗어나 쾌적하고 가벼운 몸을 만드는 데 해독만큼 좋은 것은 없습니다. 해독을 하면 처음에는 몸의 저항감이 상당합니다. 이는 약에 길들여진 몸이 새로운 것에 저항하는 현상입니다. 이때는 아픔과 고통이 밀려와 해독을 포기하고 싶은 마음이 굴뚝같습니다. 이 시기를 잘 견뎌야 합니다. 인내력을 발휘해 자신과의 싸움에서 반드시 이겨야 합니다.

해독 후에 찾아오는 기쁨은 이루 말할 수 없을 정도로 큽니다. 이것을 스스로 알면 해독이 인체에 얼마나 중요한지, 지금까지 자기 몸에 얼마나 많은 독소가 있었는지 깨닫습니다. 정상적으로 해독을 하면 몸은 서서히 건강해집니다. 즉, 고질적인 만성질환이 사라집니다.

해독을 하면 기대 이상의 효과를 얻습니다

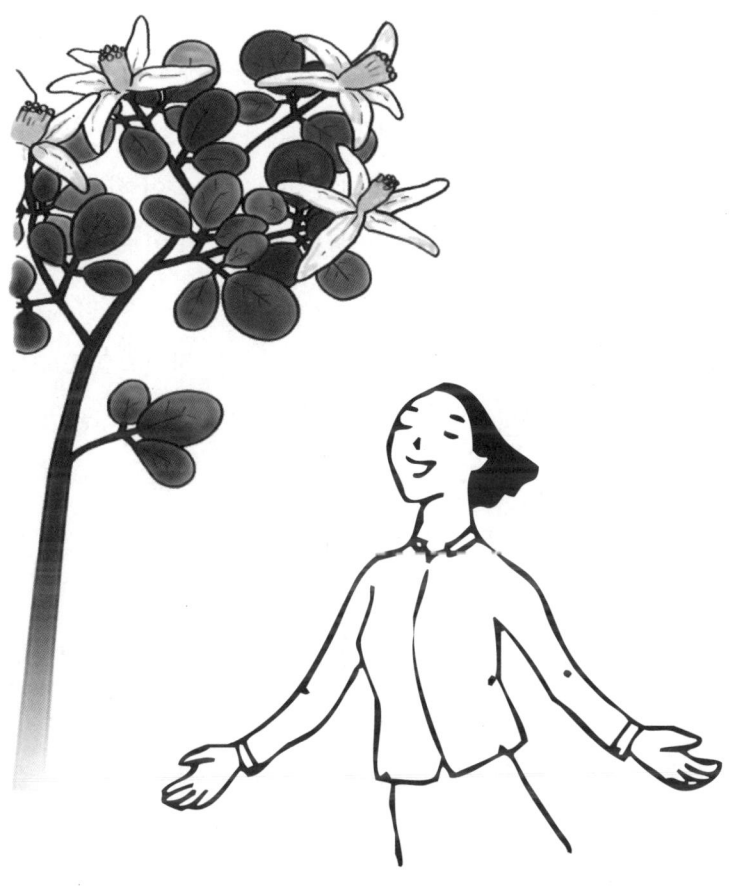

13. 해독 후의 보식은 어떻게 하면 좋을까요?

해독 후 깨끗하게 청소된 몸은 극도로 예민해져 있으므로 입이 원하는 대로 아무거나 먹으면 안 됩니다. 만약 해독 후 술을 마시면 거의 다 설사를 하며 머리가 아프거나 몸이 힘들어집니다. 깨끗한 곳에 더러운 것이 들어온 탓에 몸이 거부반응을 보이는 것입니다.

보식은 소화하기 어려운 것과 더러운 것은 절대적으로 피해야 합니다. 속이 빈 상태라 인체가 들어오는 대로 흡수하고 소화하려 하기 때문입니다. 이때 독성이 있는 음식을 먹으면 그 독까지 모두 흡수하므로 오히려 해독하기 전보다 더 나빠질 수 있습니다.

보식은 미역죽이나 올갱이죽으로 하는 것이 가장 현명합니다. 죽에는 소금이나 간장 등을 넣지 않아야 하며 배가 고프다고 많이 먹어서도 안 됩니다. 저녁에도 마찬가지로 간편한 음식으로 식사합니다. 그다음 날부터 차츰 일반 식사로 전환합니다. 그러면 몸이 서서히 적응하면서 안정을 찾기 시작합니다.

보식은 해독 후의 건강을 좌우하므로 신중하게 접근해야 합니다.

해독을 이루기 위해서는 하기전과 진행 중, 그리고 해독 후
모든 과정을 준비하고 자세를 갖춰야 한다

해독 전
◈ 하루 전부터 가벼운 식사를 한다.

※ 지방은 피하고 면종류, 빵, 우유, 커피 등을 모두 피한다.

해독 중
◈ 해독 프로그램에 착실히 임한다.

※ 프로그램 이외의 주어진 음식은 절대 삼가 해야 한다.

해독 후
◈ 소금이나 조미료가 들어가 있지 않는 죽을 먹는다.

※ 일반식은 해독 후 2일 째가 지나서 해야 한다.

14 해독은 모두 좋나요?

해독은 좋다, 나쁘다로 가르기보다 방법론에 차이가 있음을 알아야 합니다.

좋은 해독은 몸에 이롭지만 나쁜 해독은 오히려 몸을 망칠 수도 있습니다. 좋은 해독이란 오로지 해독만을 위한 방법을 말합니다. 해독을 위한 열 공급, 따뜻한 물 충분히 마시기, 정신적 안정, 숙면 등이 여기에 속합니다.

해독은 간단하고 단순하게 하는 것이 좋습니다. 해독을 위한 갖가지 방법 혹은 특이한 방법은 오히려 몸을 더 망칠 수도 있습니다. 운동을 심하게 하거나 검증되지 않은 식품을 섭취하거나 물을 적게 마시는 것이 여기에 해당됩니다.

해독할 때 몸에 무리가 가면 몸이 긴장하면서 혈관이 좁아져 해독이 어려워집니다. 해독하기 전에는 준비를 잘 하고, 해독 후에는 식생활을 올바르게 관리해야 기대한 성과를 올릴 수 있습니다. 해독은 말 그대로 몸 안의 것을 밖으로 배출하는 항상성의 원리를 돕는 것입니다. 결국 배출에 필요한 모든 것을 위해 몸과 정신이 하나가 되어야 합니다.

해독은 연령대, 직업의 차이, 질환의 경도 등을 고려해야 한다

20~50대	◆ 일반 해독 프로그램을 적용한다.
60대 이상	◆ 해독과 힐링을 병행하는 프로그램을 한다.

건강한 사람	◆ 일반 해독 프로그램을 적용한다.
경증 환자	◆ 일반 해독 프로그램을 적용한다.
중증 환자	◆ 해독과 힐링을 병행하는 프로그램을 한다.

15 해독의 부작용은 없나요?

나쁜 해독에는 부작용이 따릅니다. 반면 좋은 해독은 단순히 육체의 유해물질을 밖으로 배출하는 것뿐 아니라 정신적, 영적으로까지 균형을 잡아줍니다. 나아가 해독 후의 삶에도 변화를 줍니다. 이는 전적으로 독만 제거하려는 방법에서 벗어나 해독의 원리와 건강한 삶에 대한 근본적인 지식을 습득하는 것까지 포함한다는 의미입니다.

한편 인식은 이해를 바탕으로 삶을 바꾸는 행동의 밑거름입니다. 이것을 통해 진정한 해독이 이뤄집니다. 반면 해독에 대한 인식과 지식 부족은 오히려 그릇된 방법 및 요행 등을 따르게 만듭니다. 이 경우 매일 다른 해독 방법을 찾아 분주히 움직이거나 정리되지 않은 해독 방법으로 몸을 학대하기 일쑤입니다. 이것은 결국 부작용을 낳습니다.

해독의 부작용은 생각보다 무섭습니다. 무엇보다 몸이 부작용을 인지하고 있기 때문에 다른 좋은 방법으로 다시 해독하려 하면 몸이 두려워하며 저항합니다. 즉, 스스로 해독을 포기하게 만들어 독의 그늘로 빠져들게 합니다. 이것이 가장 큰 부작용입니다.

해독으로 발생하는 부작용 중 하나가 피부 트러블 반응입니다. 피부는 면적이 가장 넓은 장기로 수많은 땀구멍을 통해 독소를 배출합니다. 그런데 잘못된 해독을 하면 오히려 피부에 발진이나 트러블이 발생합니다. 이는 독이 빠져나오다가 피부에 그대로 쌓이거나 간의 대사가 원활치 못해 발생한 독의 결과물입니다.

물론 피부에 나타난 모든 발진이 다 부작용은 아닙니다. 독이 계속 빠져나오거나 간에 열이 나면서 나타나는 호전반응일 수

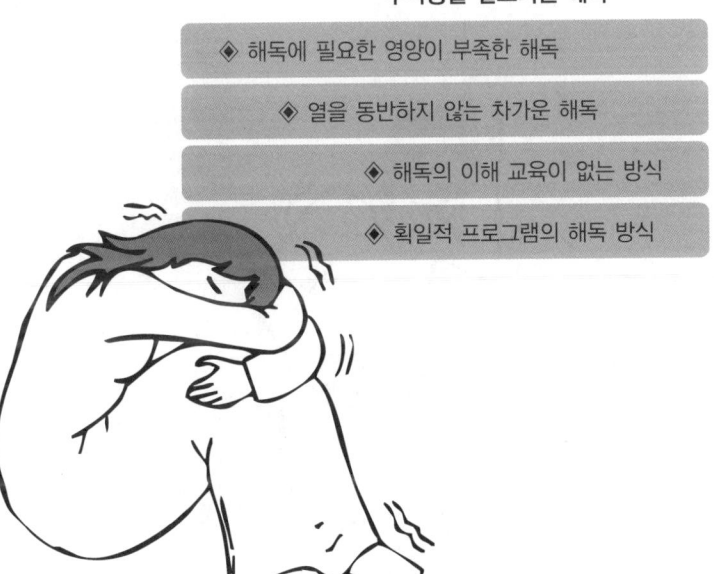

그릇된 해독은 몸에 무리를 주며 부작용을 일으킨다

부작용을 일으키는 해독

◆ 해독에 필요한 영양이 부족한 해독

◆ 열을 동반하지 않는 차가운 해독

◆ 해독의 이해 교육이 없는 방식

◆ 획일적 프로그램의 해독 방식

도 있으므로 시간을 두고 기다릴 필요가 있습니다. 호전반응일 경우 3~5일 이내에 증상이 끝나며 이후로는 좋아집니다.

또 다른 해독의 부작용으로 요요현상이 있습니다. 만약 살이 찌거나 부어오른다면 2주 이내에 제대로 된 해독을 다시 해야 합니다. 독을 근본적으로 해독하면 좋아지므로 두려움이나 걱정으로 몸에 스트레스를 주면 안 됩니다. 그러면 재해독 시 해독 효과를 볼 수 없습니다.

해독을 하고 3일이 지나면 호전이 되어야 한다

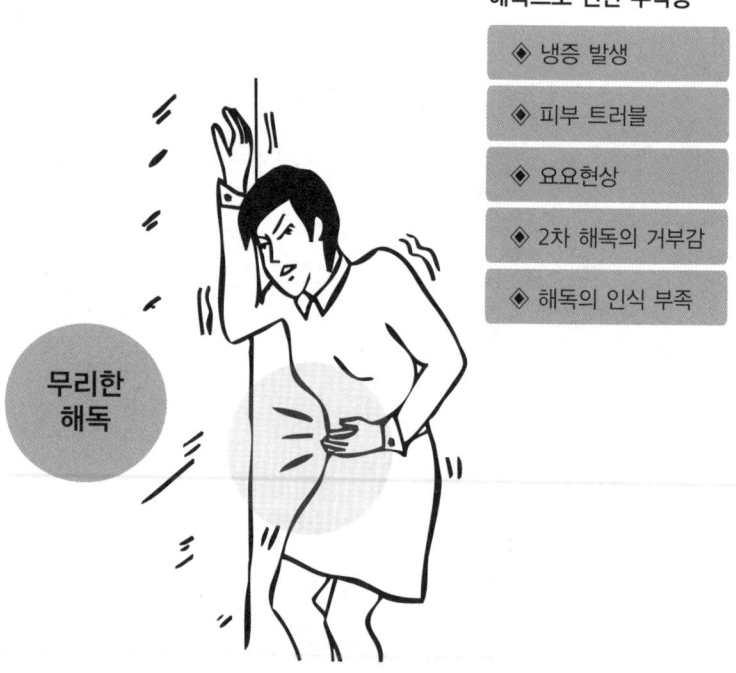

16. 해독의 종류와 방법에 차이가 있나요?

독이 다양하듯 해독 방법도 매우 다양합니다. 해독 방법 중에 최고는 없으며 가장 좋은 방법도 없습니다. 그러므로 여러 가지 방법을 활용해보고 가장 좋은 것을 선택하는 게 현명합니다.

다양한 독은 각각의 장기에서 문제를 일으킵니다. 혹시 그것이 면역에 문제를 일으켰다면 독을 제거하면서 면역을 다스리는 것이 좋습니다. 만약 독을 제거하면서 면역이 화나게 만들면 몸이 더 나빠져 대상포진 같은 부작용이 발생하기도 합니다. 이때는 면역을 다스리는 해독 프로그램과 같이 진행하는 것이 좋습니다.

해독의 방법에 따라 좋은 해독, 나쁜 해독이 있습니다

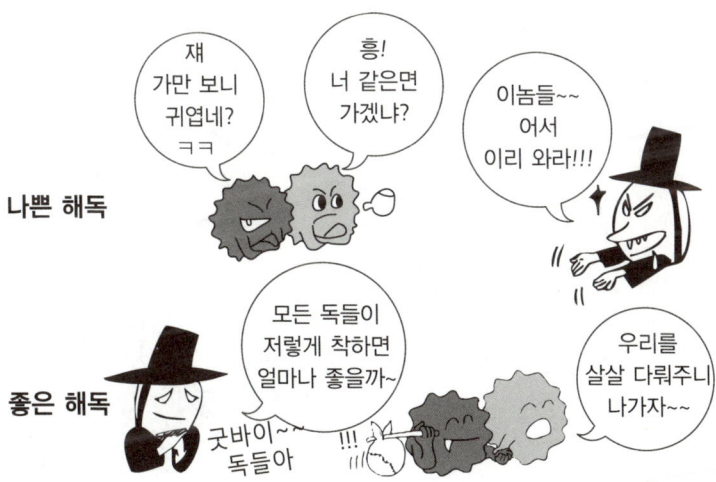

해독을 하면서 장만 깨끗이 청소하는 해독 프로그램을 진행하면 장내의 저하된 면역은 그대로 놔두고 유익균과 유해균을 모두 배출해 오히려 장 건강이 악화되거나 나쁜 쪽으로 흘러갑니다. 이런 경우는 나쁜 방법이라 할 수 있습니다.

평소에 육식을 즐겼다면 몸 안에 독성 물질이 많고 산성체질일 가능성이 크므로 해독 시 청혈작용을 할 수 있는 방법을 곁들이는 것이 좋습니다. 육식이나 해산물을 섭취하는 것은 불안전한 해독 방법이므로 피해야 합니다. 효과가 좋은 것으로는 해초류를 이용한 방법, 과일과 야채를 갈아 먹는 해독 주스 방법, 식물 추출 영양소를 활용하는 방법, 특용작물 및 허브를 활용

우리 주위에는 좋은 해독들이 많습니다

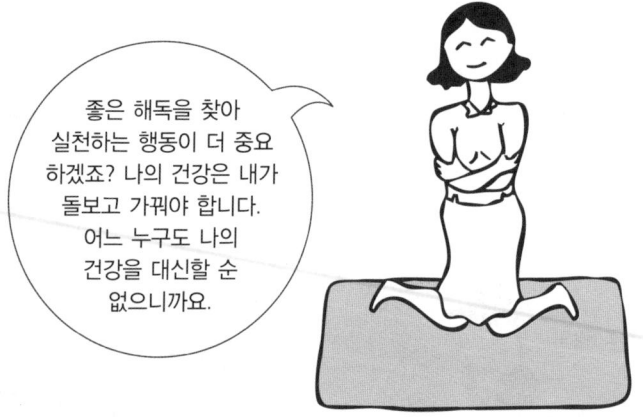

한 방법 등이 있으므로 전문가의 가르침을 받아들여 진행하는 것이 바람직합니다. 단, 차가운 성질의 물질이나 장에 긴장감을 주는 방법은 모두 삼가야 합니다.

가령 커피를 활용한 해독 방법은 혈관을 수축시키고 몸을 차갑게 하므로 피하는 것이 좋습니다. 물론 일정량의 카페인은 몸에 유익하다고 하지만 현대인은 카페인이 부족하기보다 오히려 과도해 심신이 피로하므로 옳은 방법이라 하기 어렵습니다. 그러나 커피의 특장점을 살린 제조법으로 몸에 유익하게 만들어 사용한다면 개인의 판단에 따라 실행할 수도 있습니다.

> 해독을 진행하면 몸에 여러 가지 증상이 나타납니다.
> 다양한 증상이 나타나는 것은
> 그만큼 몸에 독이 많다는 증거입니다.
> 그 증상에서 벗어나야
> 해독이 제대로 이뤄졌다고 볼 수 있습니다.

Part 4
해독 시 나타나는 증상들

1. 두통과 어지럼증이 있습니다
2. 속이 메슥거리고 구토가 일어납니다
3. 설사가 잦습니다
4. 피부가 가렵고 발진이 생겼습니다
5. 몸에서 심한 냄새가 납니다
6. 오줌에서 거품이 일고 냄새가 지독합니다
7. 하혈을 합니다
8. 잠과 하품이 쏟아집니다
9. 오한과 함께 몸살이 났습니다
10. 나른하고 기운이 없습니다

1 두통과 어지럼증이 있습니다

두통은 머리의 염증을 제거하려는 신호입니다. 염증을 제거하려면 먼저 신경의 움직임이 있어야 합니다. 그래서 두통이 발생하는 것입니다. 통증이 모두 나쁜 것은 아닙니다. 통증 이후 더 좋은 반응이 나타날 수도 있습니다.

어지럼증은 머리에 열이 오르고 있음을 말해주는 신호입니다. 열은 에너지입니다. 모든 에너지는 열을 동반하는데 이것을 열에너지라고 부릅니다. 두뇌에 에너지가 활성화되는 것은 독이 제거되고 있음을 의미합니다.

이것은 몸살이나 감기가 두통과 어지럼증을 동반하는 것과 같은 이치입니다. 이 증상이 지나가면 머리가 맑아지고 개운함이 느껴집니다. 좋은 반응이니 즐겁게 견뎌내야 합니다.

머리의 독을 제거할 때 두통이 발생한다

감기에 걸려 머리가 어지럽고 두통이 심하게 발생 한 후에 상쾌하고 맑아짐을 느끼는 것과 같다.

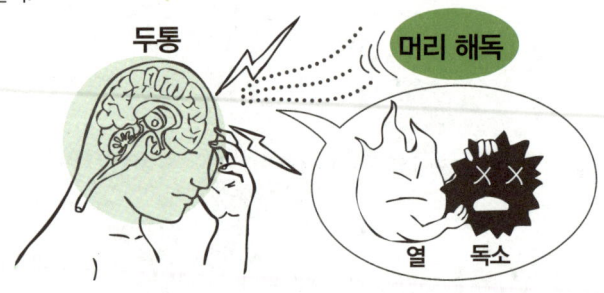

2. 속이 메슥거리고 구토가 일어납니다

　소화기에 문제가 있는 경우 속이 메슥거리는 증상이 나타납니다. 특히 위가 약하거나 여러 가지 질병이 있을 때 메슥거림 증상을 보입니다. 위의 기능이 약하면 소화력이 떨어지고 소화불량이 생기기도 합니다. 이런 상태에서 해독을 진행할 경우 위는 더 강하게 메슥거림 현상을 동반합니다. 물론 해독 후에는 위가 많이 강화됩니다.

　구토는 위의 독을 밖으로 배출하려는 호전반응입니다. 위의 찌꺼기와 독소를 빨리 배출하려는 현상이지요. 이것은 위가 건강을 회복하려는 작용으로 해석할 수 있습니다. 위 세포 재생이 이뤄지고 기능이 강화되면 위는 재빨리 문제를 해결하려 합니다. 그럴 때 위는 구토를 일으킵니다.

위의 독을 청소하려는 구토가 발생한다

평소에 위염이 있거나 소화기능이 약할 때 구토나 미식거림의 증세가 나타난다.

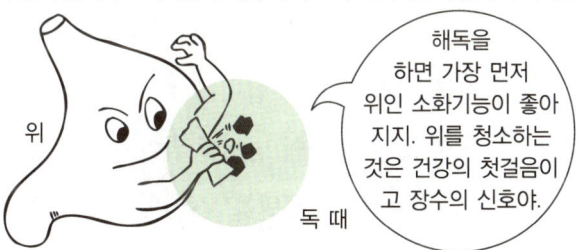

※ 한국 사람들은 대부분 위염이나 소화기능이 약화되어 있다. 해독 시 가장 흔하게 나타나는 반응 중에 구토나 미식거림이 발생한다.

3 설사가 잦습니다

해독할 때 많이 발생하는 증상 중 하나가 설사입니다. 묽은 설사는 숙변이나 장에 붙어 있던 나쁜 이물질을 내보내는 일시적인 현상입니다. 대략 1~2일 지속되며 이때 변은 검은색입니다. 혹시 붉은색이나 녹색이 나온다면 이는 모두 중금속입니다.

설사로 숙변이 나온 후에는 간이 건강해지고 눈이 밝아집니다. 이것은 모두 숙변 제거와 함께 해독이 되었다는 신호입니다. 만약 설사 후 탈진이 생기거나 눈의 충혈이 일어나면 따뜻한 물에 소금을 넣어 마시는 것이 좋습니다. 하지만 해독으로 인한 설사에서는 이런 현상이 잘 발생하지 않으므로 너무 걱정하지 않아도 됩니다. 몸에서 독만 제거하려는 것이기 때문에 무리가 가지 않습니다.

설사가 끝나면 장은 매우 건강해지며 속이 깨끗하게 청소됩니다. 덕분에 면역이 증가하면서 몸이 빠른 속도로 회복되므로 스스로 만족스러울 것입니다. 설사가 일어날 때는 화장실의 창문을 열고 좌변기를 꼭 닫아둬야 합니다. 이는 변에 독소가 많기 때문입니다. 또한 그 배설물의 냄새를 맡아서도 안 됩니다.

설사가 멈추고 난 뒤에 황금색 변을 보는지 눈으로 꼭 확인하기 바랍니다. 그것이 착한 해독의 결과를 증명하는 증거이기 때문입니다.

좋은 해독의 설사를 발생시켜도 몸에 무리가 없다

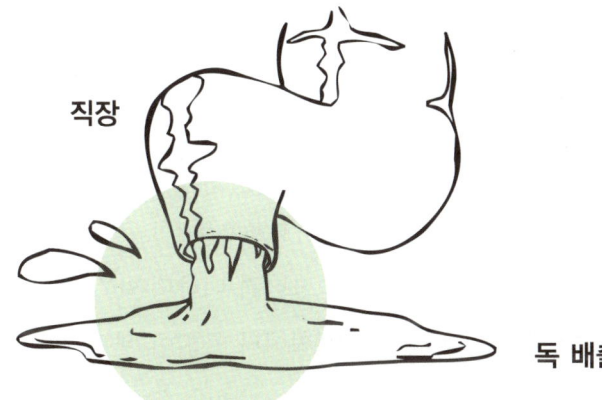

직장

독 배출

좋은 해독의 설사 내용

1. 無탈수증
2. 無갈증
3. 無무기력증

4 피부가 가렵고 발진이 생겼습니다

해독하면서 피부가 가렵거나 발진이 생긴 것은 좋은 반응입니다. 피부가 가렵다고 긁으면 안 됩니다. 이는 독이 피부로 빠져나오는 증상으로 간이 풀어지고 열이 올라 발생하는 현상입니다. 즉, 간이 좋아지기 전에 몸의 독소를 피부로 방출하려는 일시적인 현상으로 5일 내에 가라앉습니다.

이후 안정을 찾은 피부는 오히려 더욱더 윤기가 나고 건강해집니다. 혹시 피부에 대상포진이나 물집이 생겼다면 이는 바이러스나 중금속으로 인한 현상으로 봐야 합니다. 일반 독소는 모두 발진을 보이지만 이것은 포진 형태로 나타납니다.

그렇다고 약을 처방받으면 오히려 몸 안에 독을 집어넣는 결과가 되므로 해독할 때는 약을 금해야 합니다. 며칠만 참으면 기대 이상의 좋은 결과를 얻을 것이므로 인내해야 합니다.

아토피가 있을 경우에는 이보다 증상이 심하게 나타납니다. 일단 증상이 나타나면 좀처럼 가라앉지 않고 심한 가려움증과 염증까지 생깁니다. 이를 '리바운딩 효과'라고 부르는데 만약 10년 이상 병원 치료를 받았다면 5년 정도, 5년간 받았다면 약 2년, 1년을 받은 경우에는 3~6개월 동안 반응이 나타납니다. 치료 기간이 길수록 그만큼 피부의 스테로이드 성분이 계속 괴롭히면서 호전되는 것을 내버려두지 않기 때문입니다.

 그러나 이 시기를 잘 견디면 분명 얼굴에 웃음을 되찾고 자신감도 얻으므로 길게 보고 진행해야 합니다. 이 외에도 피부에 여러 가지 문제가 있거나 유달리 건성 피부라면 심한 건조 현상이 발생하므로 따뜻한 물을 자주 마시고 피부를 지속적으로 촉촉하게 해줘야 합니다. 그래야 피부의 갈라짐 현상을 막을 수 있습니다.

5 몸에서 심한 냄새가 납니다

 피부는 유일하게 수분과 지질이 융합하는 장기입니다. 그만큼 산화되기 쉽고 심한 냄새를 동반하지요. 우리가 몸을 자주 씻고 청소하는 이유가 여기에 있습니다.

 피부에 기생충인 모낭충이 많거나 피지샘에 유달리 지질이 많이 분포된 사람은 해독할 때 지독한 냄새가 납니다. 또한 장이나 간이 건강하지 않을 때도 악취가 발생합니다. 피부가 건강해지려면 피부만 깨끗하게 관리하는 것이 아니라 몸 안의 청결도 유지해야 합니다.

 해독할 때는 피부로 많은 노폐물이 배출되고 피부에 쌓인 불순물도 일시적으로 빠져나오면서 심한 냄새와 함께 유독 가스가 분출됩니다. 본인은 그 냄새를 잘 맡지 못하지만 주위에 있는 사람들은 코를 막을 정도로 심하게 느낍니다.

 이럴 때는 미지근한 물로 몸을 씻되 비누나 피부에 자극을 주는 세정제를 사용해서는 안 됩니다. 그런 제품이 오히려 피부의 해독에 반대 작용을 일으켜 해독을 방해할 수 있기 때문입니다.

몸에서 냄새가 나는 것은 간이 회복하고 있다는 뜻이다

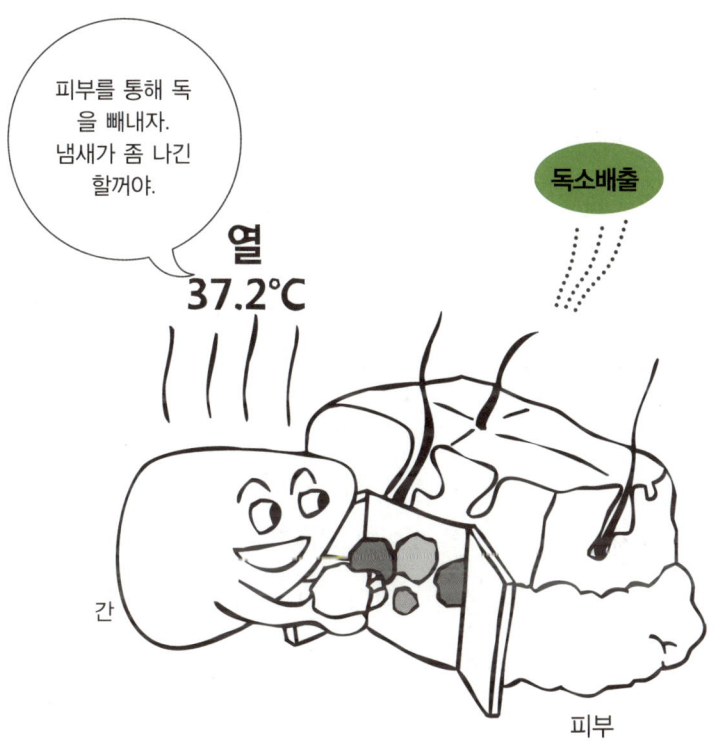

6 오줌에서 거품이 일고 냄새가 지독합니다

 해독 시 소변에 많은 거품이 일고 지린내가 유독 심한 것은 몸 안의 독이 밖으로 배출되는 호전반응으로 좋은 증상입니다. 오줌에서 이러한 현상을 일으키는 것은 몸 안의 요산이라 불리는 퓨린 | Purine | 입니다.
 퓨린은 통풍과 관절염의 주요 원인 물질로 단백질인 아미노산을 배출하지 못할 경우 몸에서 문제를 일으키는 문제아입니다. 이 물질이 늘어나면 온몸이 아프고 몸이 퉁퉁 붓습니다. 이러한 증상은 육식, 흡연, 음주, 과도한 스트레스로 발생하며 이것이 빠져나올 때는 거품이 일고 냄새가 진동합니다.
 물론 해독 후에는 몸이 가벼워지고 정신이 맑아지며 통증이 완화됩니다. 몸에 요산수치가 높으면 혈액이 산성화하므로 피로감이나 무기력증에 빠지기 쉽습니다. 해독으로만 몸을 건강하게 되돌릴 수 있으므로 자주 해독하는 것이 좋습니다.

소변에서의 거품은 몸이 정화되고 있다는 해석이다

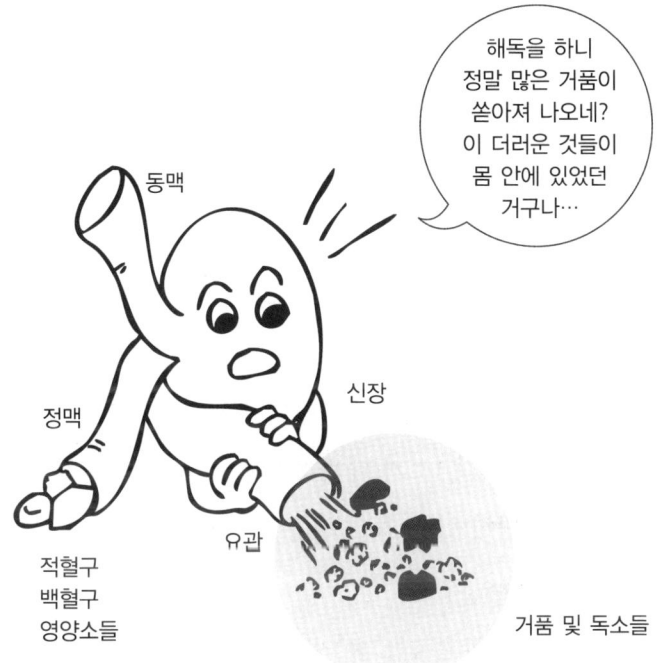

7 하혈을 합니다

　해독으로 하혈이 생겼다면 이는 축하할 일입니다. 근래 여성들의 생식기가 많이 병들고 있습니다. 잦은 성관계부터 환경호르몬과 오염물질의 영향으로 여성질환자가 남성질환자보다 더 늘어나고 있는 추세입니다. 특히 여성은 생식기가 건강하지 못하면 온몸이 아프기 시작합니다. 그래서 여성은 남성보다 더 많이, 더 자주 해독해야 합니다.

　요즘 조기 폐경을 겪는 여성이 늘어나고 있는데 이는 큰 문제가 아닐 수 없습니다. 조기 폐경이 많은 여성질환을 일으키기 때문입니다. 간단히 말해 조기 폐경은 여성의 생식기가 차가워졌다는 것을 의미합니다.

　그래서 해독 후 하혈하는 경우가 잦은데 이는 자궁이 따뜻해지고 혈액이 원활히 돌고 있다는 신호입니다. 자궁이 따뜻해지면 그동안 냉해서 뭉치고 굳어버린 더러운 혈액이 밖으로 쏟아져 나옵니다. 바로 이것이 하혈입니다. 이후 생리가 다시 시작되거나 몸은 물론 손발이 따뜻해집니다. 해독한 뒤 여성의 하혈은 몸이 건강해졌음을 알려주는 좋은 신호입니다.

하혈을 하는 것은 자궁의 더러운 것들을 내보내는 해독이다

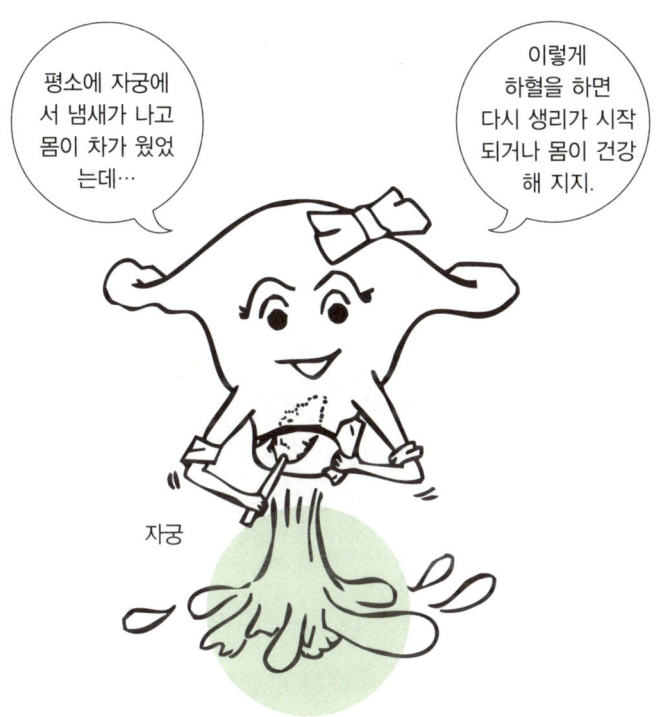

8. 잠과 하품이 쏟아집니다

해독으로 잠이 쏟아져 일을 하지 못하겠다는 사람이 많습니다. 책상에서 꾸벅꾸벅 졸기 일쑤고 잠이 와서 일을 제대로 하지 못한다고 하소연하는 사람이 많지요. 해독으로 잠이 쏟아지는 것은 면역이 우리 몸을 청소하고 있다는 신호입니다.

면역은 우리가 잠들 때 깨어나 일하는 청소부입니다. 면역의 과립구가 이런 일을 합니다. 이는 새벽에 환경미화원이 거리의 더러운 쓰레기를 청소하는 것과 같습니다.

늦잠을 자거나 잠이 부족한 사람은 몸에 독소가 많고 만성 피로에 찌들어 있음을 알아야 합니다. 피로는 몸에 피로물질이 가득하다는 뜻으로 그것은 모두 노폐물인 독소입니다. 잠을 충분히 자면 몸이 개운하고 활기 찬 이유가 여기에 있습니다.

잠이 쏟아진다면 시간을 할애해 충분히 자야 합니다. 1~2일 간 숙면과 함께 푹 쉬면 에너지가 충전되고 몸이 가벼워짐을 느낄 것입니다. 이것은 몸이 청소되었다는 증거입니다.

하품이 쏟아지고 잠을 자려는 것은 면을 깨워
몸을 청소시키려는 해독의 반응이다

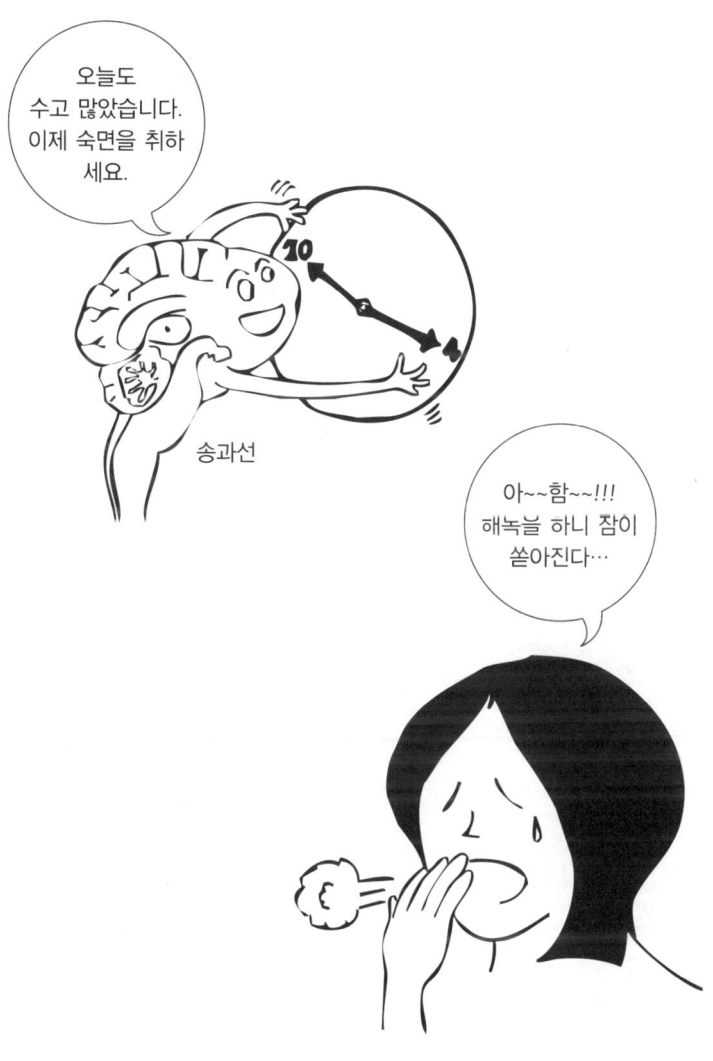

9 오한과 함께 몸살이 났습니다

　해독을 진행할 때나 해독 후에 오한과 몸살이 나타났다면 이는 좋은 반응입니다. 오한은 몸이 춥거나 떨리는 증상을 말합니다. 이는 해독으로 많은 독이 배출되면서 몸을 더 따뜻하게 하려는 항상성입니다. 그래야 많은 독을 빠른 시일 내에 밖으로 배출할 수 있습니다. 이때는 몸을 더 따뜻하게 감싸고 보호해줘야 합니다. 몸이 차가우면 독을 밖으로 배출하기가 어렵습니다. 그러므로 해독 시에는 반드시 몸에 열을 공급해줘야 합니다.

　몸살은 몸 안에 독이 많다는 증거입니다. 그래서 몸살을 일으켜 며칠 동안 독을 빼내려 하는 것입니다. 이 경우에는 몸에 열을 계속 공급하고 따뜻한 물을 하루 4리터 이상 마셔야 합니다. 또한 잠을 충분히 자고 정신적 안정을 취해야 합니다.

　오한을 동반한 몸살을 겪고 나면 몸이 한결 가벼워지고 청결해졌음을 느낍니다. 그만큼 몸의 독소가 완전히 청소되었기 때문입니다.

오한이나 몸살이 날 경우, 체온을 올려 몸의 독을
청소하거나 제거 및 배출하려는 해독 방법이다

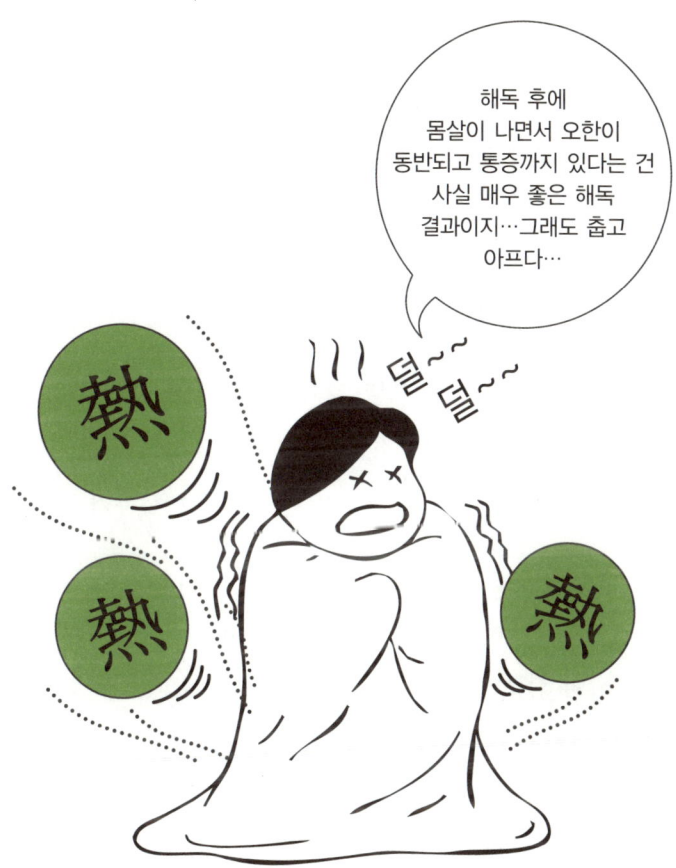

10 나른하고 기운이 없습니다

평소에도 나른하다면 푹 쉬라는 몸의 신호입니다. 기운이 없는 것 역시 마찬가지입니다. 이 두 가지는 몸의 에너지를 너무 많이 사용한 탓에 재충전하라는 반응입니다. 하지만 사람들은 대부분 이것을 무시하고 더 열심히 일하느라 바쁘게 뛰어다닙니다. 병이 들고 면역력이 떨어지는 이유가 여기에 있지요.

우리 몸은 사용한 만큼 에너지를 충전해줘야 합니다. 그 에너지는 대개 음식물 섭취로 얻습니다. 그중에는 반드시 외부에서 섭취해야 하는 필수 영양소도 있습니다. 그것을 섭취하지 않으면 대가를 치르고 마는데, 큰 질병에 걸려 후회하기 전에 영양소를 꼬박꼬박 공급해줘야 합니다.

해독으로 나타나는 나른함과 무기력증은 일종의 경고이기도 합니다. 이 경우에는 모든 것을 내려놓고 푹 쉬어야 합니다. 동시에 에너지를 얻기 위해 필요한 양질의 영양을 공급받아야 합니다. 그러면 활력을 되찾아 계획을 더 빨리 실행할 수 있습니다. 언뜻 늦게 가는 것처럼 보이지만 오히려 이것이 지름길입니다.

해독 후 나른함과 무기력은 쉼을 통해
에너지를 충전시키려는 해독의 반응이다

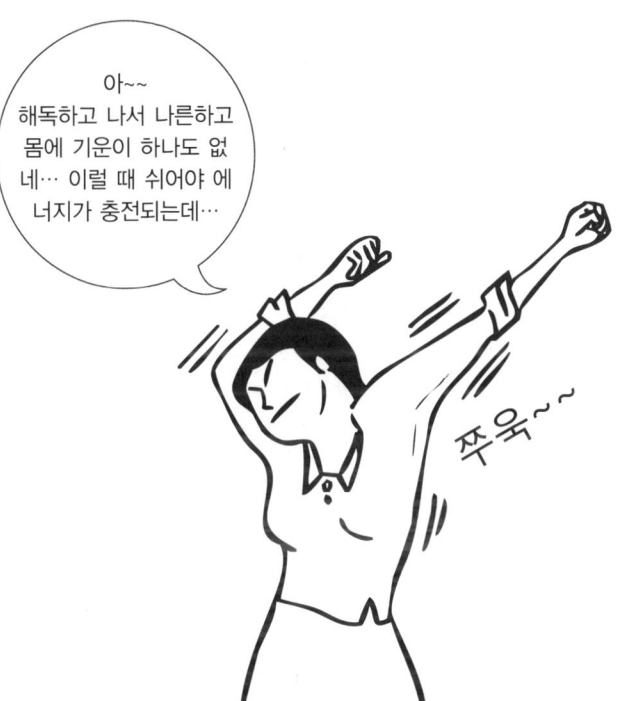

> 독은 정말 무섭습니다.
> 독은 질병을 만들고 질병은 우리를 무기력하게 만듭니다.
> 독 때문에 이미 많은 사람이 힘겨워하고
> 고통에서 신음하고 있습니다.
> 독을 제거하는 것이야말로 건강의 척도임을 직시할 때입니다.

Part 5
독으로 발생하는 질병들

1. 암
2. 면역질환
3. 당뇨
4. 피부질환
5. 아토피
6. 폐질환
7. 간질환
8. 대사성질환
9. 심장질환
10. 비만
11. 골다공증
12. 관절염
13. 자궁질환
14. 정력 감퇴

1 암

  암은 전 세계적인 골칫거리입니다. 대한민국에서 암은 해마다 약 2.9퍼센트씩 증가하고 있습니다. 2016년 통계청 자료에 따르면 암 진료비가 2015년 대비 19.9퍼센트 증가했다고 합니다. 이 수치는 해마다 꾸준히 상승하고 있습니다.

  남자는 평균 3명 중 1명, 여자는 5명 중 1명이 암으로 사망하고 있지요. 전문가들은 2000년대에 태어난 사람은 2명 중 1명이 암으로 사망할 것으로 내다보고 있습니다. 그만큼 암은 우리에게 공포의 질병입니다.

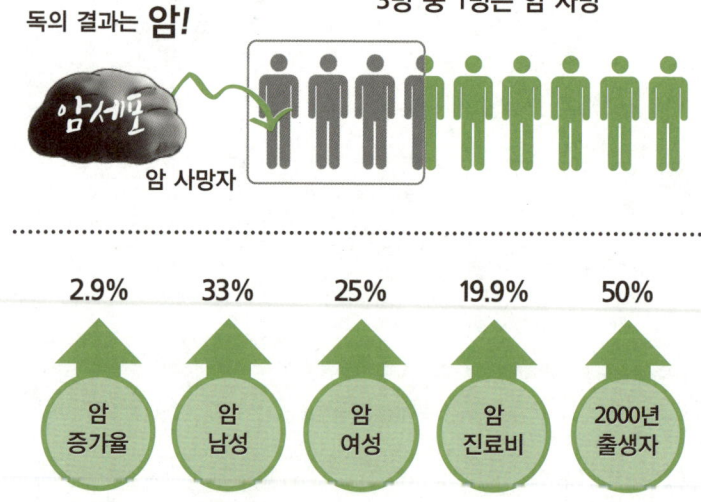

독을 제거시킬 때 비로서 암치료가 시작된다

발달한 의학과 약품이 인류의 수명을 연장하고 유전자를 조작해 질병을 원천봉쇄하는 현대에도 암의 증가 속도를 멈출 뚜렷한 대안이 없는 것은 정말 아이러니한 일입니다. 암은 우리 삶 속에 가까이 존재하며 우리를 위협하고 있습니다. 도대체 무엇이 문제일까요?

암은 몸이 더러워져서 생긴 질병입니다. 몸이 더러워졌다는 것은 몸이 독으로 가득 차 있다는 것을 의미합니다.

암에 걸리면 우리 몸은 독과의 전쟁을 벌입니다. 그런데 독이 온몸을 떠돌아다녀도 이를 방어할 면역이 이미 바닥을 드러낸 상태라면 특별히 저지할 방법이 없습니다. 암에 걸리면 감기조차 걸리지 않는 이유가 여기에 있습니다.

독을 저지할 유일한 방법은 항생제뿐입니다. 그래서 의사들은 항생제 투여를 적극 권장하지요. 문제는 어려서부터 항생제를 남용해온 경우 그마저도 효과가 떨어진다는 데 있습니다. 몸이 이미 항생제에 길들여져 있기 때문입니다. 이때는 항생제로 건강을 회복하기가 어렵습니다.

안타까운 것은 그 항생제도 더 큰 독이라는 사실입니다. 우리가 독을 저지하기 위해 악한 독을 몸에 퍼붓는 셈입니다. 그러면 암이 더 빨리 자라고 이후 현대의학으로는 한계에 도달했다며 포기하고 맙니다. 모든 노력이 한순간에 절망으로 바뀌는 것입니다. 이것이 우리가 암에 대응하는 방식입니다.

암이 발생하면 먼저 몸 안의 독부터 제거해야 합니다. 독을 제거하려면 대대적인 청소를 해야 하지요. 장, 간, 신장 등에 쌓인 독을 제거하면 몸은 살아납니다. 반대로 암은 서서히 세력이 약해지기 시작합니다. 암의 세력이 약해졌다는 것은 치료가 가능해졌다는 말과 같습니다.

이때부터 진정한 치료가 시작됩니다. 암 치료는 몸의 독을 언제, 얼마만큼 제거하느냐에 달려 있습니다. 암만 제거하면 5년 내에 재발할 확률이 60퍼센트에 이릅니다. 깨끗한 암 치료는 해독부터 시작해야 한다는 점을 꼭 기억해야 합니다.

2 면역질환

　면역은 다양성을 갖춘 방어 체계입니다. 우리가 외부 환경에 적응해 건강하게 살아가는 이유는 면역이 있기 때문입니다. 면역은 나를 지켜주는 수호천사지요. 면역이 강하면 아무리 무서운 암이 발생해도 해결이 가능합니다. 또 감기에 걸리지도 않을 뿐더러 많은 질병을 방어할 수 있습니다.

　반대로 면역이 바닥을 드러내면 문제가 커집니다. 독소가 우리 몸을 사정없이 갉아대기 때문입니다. 그런데 우리의 현실은 안타깝게도 면역을 강화하기보다 적으로 만들고 있습니다. 환경이 면역을 계속 약화하고 있는 것입니다.

　내가 살아가는 모습은 그대로 면역에 영향을 줍니다. 우리의 삶에서 모든 문제는 욕심에서 비롯되듯 면역도 욕심을 부리면 심술쟁이가 되어 몸을 망가뜨립니다. 내가 신경이 예민해지면 면역 역시 신경이 예민해지고, 스트레스를 받으면 면역도 스트레스를 받아 그것을 풀려고 방황합니다.

　면역은 그 종류가 다양하고 역할도 모두 다릅니다.
　몸속의 이물질과 노폐물, 병원균 등은 대부분 과립구가 처리합니다. 과립구란 둥글고 하얀 모양 안에 과립이 분포된 면역을 말합니다. 이를 백혈구라고 부르기도 합니다. 이 과립구는 몸속 구석구석을 다니며 청소합니다. 간이나 그 외 장기들이 각자의 해독 기능으로 처리하지 못한 것을 찾아내 처리하는 것입니다.

그런데 만약 이러한 물질이 계속 늘어나거나 몸속으로 들어오면 상황은 달라집니다. 독이 늘어나는 만큼 면역이 증가하는 것은 아니기 때문입니다. 독이 지나치게 늘어나면 면역이 아무리 일을 잘해도 독의 한계에 미치지 못해 끝없이 청소를 해야 합니다. 당연히 면역은 지치고 힘들어하지요. 쉬면 독이 넘쳐나

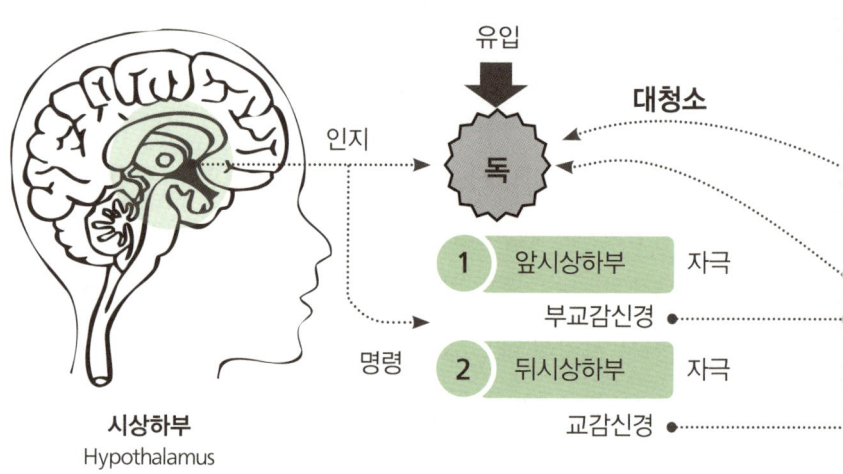

므로 쉬지도 못합니다.

　결국 파산 상태에 직면한 면역은 스트레스를 받고 그러면 오히려 면역의 주인인 나를 공격합니다. 그것은 자가면역질환인 면역 과잉 질환으로 나타납니다.

　면역을 잘 관리하려면 몸속에 독이 유입되는 것을 줄이고 충분히 휴식을 취해야 합니다. 더불어 꾸준한 운동과 균형 있는 영양소 섭취가 필요합니다. 면역을 화나게 하면 그만큼의 대가를 지불해야 하기 때문입니다.

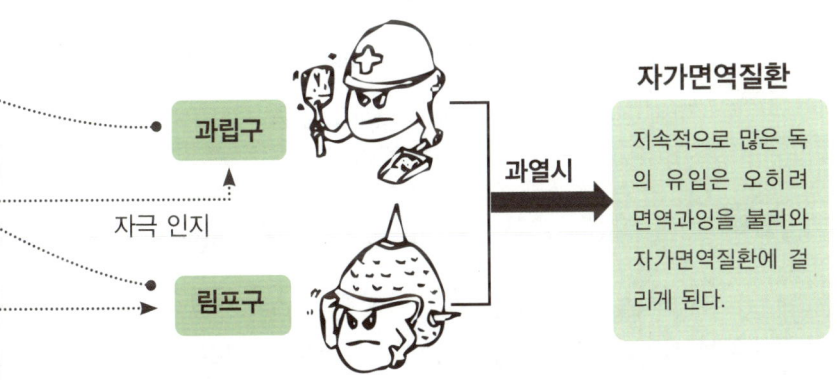

3 당뇨

　대한민국 국민 10명 중 1명은 이미 당뇨 환자입니다. 그리고 이 추세는 갈수록 증가하고 있습니다. 당뇨 관련 기사가 나올 때면 늘 빼놓지 않고 하는 이야기가 있습니다. 그것은 바로 우리의 식생활이 서구식으로 변했다는 점입니다.

　서구식 식생활이란 육식 문화를 말합니다. 육식은 당뇨와 직접적인 연관성이 있습니다. 그럼에도 불구하고 많은 전문가가 당뇨 환자에게 육식을 권장합니다. 즉, 살코기 단백질을 섭취하라고 말합니다. 인슐린이 단백질로 구성되어 있으니 인슐린의 정상적인 분비를 위해 그래야 한다는 말이지요.

당뇨 합병증으로 발생하는 질환들

당뇨병 환자의 절반(50.3%)이 합병증에 시달린다.
이는 10명 중 5명이 해당된다.

※ 100명당

부위	질환	인원
눈	녹내장, 망막변증, 실명	14명 (14.1%)
순환계	심근경색, 뇌졸중 등	11명 (11.6%)
신장	만성신부전증	5명 (4.8%)
다발성	여러 합병증	5명 (5.4%)
신경병	무릎 및 통증 유발	15명 (14.4%)

그러나 이것은 오히려 만성 당뇨로 유인하는 행위입니다. 만약 당뇨 환자가 계속 육식을 하면 당뇨에서 해방될 가능성은 희박해집니다. 당뇨가 서구식 식생활에서 기인한다는 것은 이미 오래전에 입증된 사실입니다.

당뇨는 몸의 독 때문에 발생한 질병입니다. 그 독은 여러 가지 형태로 발생하지요.

일단 우리가 스트레스를 받으면 인체는 스트레스를 완화하기 위해 부신피질이 코르티솔 호르몬을 분비하게 합니다. 이 코르티솔 호르몬은 간에 저장된 포도당을 끌어다 사용하는데, 이것을 글리코겐ㅣGlycogen, **저장된 포도당**ㅣ이라고 합니다.

만약 저장된 글리코겐의 양이 부족하면 인체는 저장된 지방을 사용합니다. 지방은 에너지 생성에서 단백질과 탄수화물에 비해 두 배 이상의 화력을 뿜어내기 때문입니다. 이때 지방을 평상시 에너지로 전환해 사용할 때는 문제가 되지 않습니다.

하지만 급작스런 스트레스라면 얘기가 다릅니다. 몸은 빨리 대처하기 위해 화력을 최대한 끌어 올립니다. 이것이 생존을 우선시하는 몸이 스트레스에 반응하는 방식입니다. 안타깝게도 그 순간 불연소가 발생합니다. 이것은 자동차가 평상시 주행할 때 뿜어내는 매연과 언덕을 세차게 오를 때 내뿜는 매연이 다른 것과 같은 이치입니다.

불연소가 일어나면 노폐물과 찌꺼기가 다량 방출됩니다. 이것은 몸에 나쁜 영향을 주는 독입니다. 이 독이 췌장을 막거나 세포를 감싸 인슐린의 역할을 저해하면 당뇨로 진행됩니다. 물론 이 과정이 한순간에 진행되는 것은 아닙니다.

그러나 스트레스가 지속되거나 계속 육식을 하면 몸이 독으로 가득 차고 맙니다. 그 독은 시간이 흐르면서 췌장 기능을 가로막고 몸에 독이 뿌리를 내리게 합니다. 이것이 당뇨로 나타나는 것입니다. 결국 독을 제거하지 않으면 당뇨에서 해방될 수 없습니다.

오랫동안 투병생활을 해온 당뇨 환자는 해독할 때 그만큼의 고통을 감수해야 합니다. 병을 오래 앓은 까닭에 다른 환자보다 큰 고통이 뒤따르기 때문입니다.

4 피부질환

　독이 인체로 유입되는 경로 중 하나가 피부인데, 이를 경피독이라고 합니다. 경구로 유입된 독이 대사를 거쳐 피부로 빠져나오기도 합니다. 피부에는 모든 기능 중 유일하게 분해 기능이 없습니다. 따라서 외부와 내부의 독을 분해 및 해독하지 못하고 그대로 받아들입니다.

　몸의 독으로 질병이 발생하면 피부를 통해 곧바로 확인할 수 있습니다. 피부에서 일어나는 대부분의 문제는 몸 안에서 발생한 흔적입니다. 결국 좋은 피부를 원한다면 먼저 몸 안을 다스려야 합니다. 만약 몸이 독으로 더러워지면 절대 건강한 피부를 얻을 수 없습니다.

　본래 피부의 성질은 산성이고 몸 안은 알칼리성입니다. 그런데 몸 안이 산성으로 바뀌면 오히려 피부는 알칼리성을 띠면서 감염되거나 독으로 물듭니다.

아토피의 원인 독소가 발생하는 이유

신진대사를 공장에 비유하자면 일부 피부질환이나
아토피는 과다한 독소의 원인을 들 수 있다.

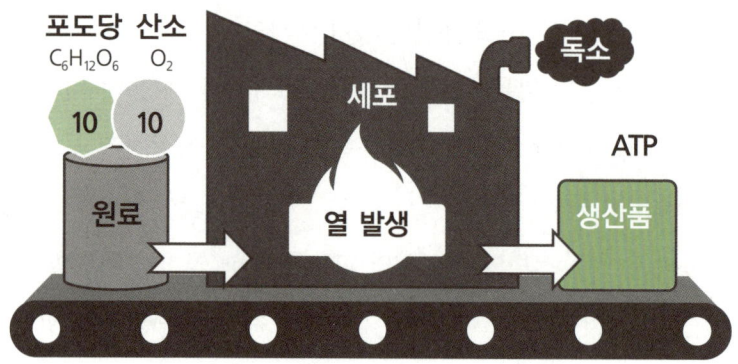

1. 정상적인 경우 : ATP 15 + 열 3 + 독소 2

2. 비정상적인 경우 : ATP 6 + 열 7 + 독소 7

5 아토피

아토피는 대한민국 국민의 5분의 1에 해당하는 1,000만 명이 증상을 보이는 국민병입니다. 아토피가 증가한다는 것은 그만큼 세상이 독으로 가득 차 있다는 것을 의미합니다. 그 독은 우리가 호흡할 때마다 유입되기 때문에 인체는 독으로부터 자유로울 수 없습니다.

몸 안에서 면역이 독을 청소하면 독이 밖으로 빠져나오면서 걸리는 질병이 아토피입니다. 이것은 일종의 대사성질환이자 자가면역질환입니다. 많은 사람이 면역을 다스려 아토피를 치료하려 하지만 독을 제거하지 않은 상태라면 결코 올바른 방법이 아닙니다. 독을 놔두고 면역만 다스릴 경우 곧바로 아토피가 재발하거나 더욱더 심화됩니다.

한편 아토피는 저체온질환에 속합니다. 즉, 아토피는 몸이 차가운 사람들이 걸리는 질환입니다. 몸이 차갑다는 것은 그만큼 몸이 수분으로 젖어 있어 연소율이 떨어진다는 것을 의미합니다. 이것은 젖은 장작이 제대로 타지 않는 것과 같은 이치입니다. 이 경우 화력은 떨어지고 연기가 많이 납니다. 그 연기가 몸 안에서는 독이며 대표적인 것이 활성산소입니다.

활성산소가 온몸에 두루 퍼지면 장기들은 숨을 쉴 수 없습니다. 연기 속에서 숨을 쉬는 것은 불가능한 일입니다. 결국 연기가 잘 나지 않게 하려면 몸이 젖지 않도록 규칙적인 운동과 균형 잡힌 영양으로 관리해야 합니다. 연소율을 높여 몸 안의 습기를 모두 날려버려야 하기 때문입니다. 몸 안에서 더 이상 독이 발생하지 않으면 발생한 독을 밖으로 배출하거나 청소할 수 있습니다.

한 가지 기억해야 할 것은 아토피에 걸렸다고 연고를 바르면 바른 시간만큼 고통이 늘어난다는 점입니다.

6 폐질환

폐는 외부의 산소를 들이마시고 몸 안에서 발생한 이산화탄소를 밖으로 배출하는 중요한 장기입니다. 우리는 살아가는 내내 호흡을 해야 합니다. 호흡이 멈추면 생명도 수명을 다하는 것이지요. 그런 만큼 폐는 매우 중요한 장기지만 오늘날의 환경은 폐에 지속적으로 고통을 가하고 있습니다.

현대인은 거의 대부분 폐가 건강하지 못합니다. 여기에는 대기오염, 미세먼지, 조리할 때 발생하는 벤조피렌 | Benzopyrene | , 흡연, 스트레스 등 다양한 원인이 있습니다. 독을 과도하게 배

벤조피렌은 폐질환을 일으키는 독성 1급 물질

소고기 스테이크 1KG은 담배 500개피와 같은 양의 벤조피렌을 발생시킨다.

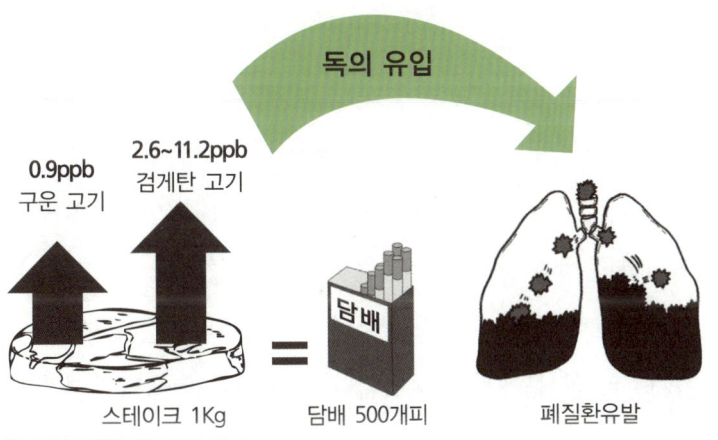

출하는 것도 폐 기능을 악화시킵니다.

건강과 생명을 논할 때 우선시해야 할 것이 폐 건강과 좋은 공기를 마시는 일입니다. 이것을 최우선 순위에 두어야 합니다. 그렇지 않으면 우리는 질병으로부터 해방될 수 없습니다.

폐질환 중 만성 폐쇄성폐질환 | 慢性閉鎖性肺疾患, Chronic Obstructive Pulmonary Disease | 은 현재 한국인의 사망원인 중 5위 안에 들어 있습니다. 그만큼 위험한 질병이지요. 이 질환은 만성기관지염이나 폐기종 등에서 진행되며 만성적인 폐의 폐쇄를 일으킵니다. 이때 숨이 차고 호흡이 가빠집니다.

그 대표적인 원인이 흡연입니다. 흡연 시 독성 물질이 계속 기도와 기관지를 자극하면 염증이 발생합니다. 처음에는 자각하지 못하지만 폐포와 폐혈관이 어느 정도 손상되면 증상이 나타납니다. 여기에 이르면 때는 이미 늦고 맙니다.

흡연으로 유해물질이 몸 안으로 들어올 경우 기관지에서 끈적끈적한 점액을 분비합니다. 이 점액은 유해물질이 인체 내로 유입되지 않도록 감싸 방어를 합니다. 그러나 흡연이 수십 년간 이어지면 문제가 발생합니다. 점액 분비가 증가해 기관지의 부분적 혹은 전체적인 폐쇄가 일어나기 때문입니다.

이때부터 큰 문제가 시작됩니다. 기관지가 폐쇄되면 호흡을 할 때 산소 부족 상태에 놓이고 이것은 몸 전체의 산소압을 떨어뜨립니다. 알고 있다시피 산소 결핍은 곧 죽음을 의미합니다.

또한 몸 안에서 발생한 이산화탄소와 노폐물의 배출도 어려워집니다. 이는 몹시 심각한 상태입니다. 독이 많으면 쉽게 감염이 일어나지만 항생제조차 말을 듣지 않습니다. 내성이 떨어질 경우 독의 영향으로 온몸에 염증이 퍼집니다. 이때 심한 열이 발생하고 고통스럽게 호흡을 합니다. 여기서 더 진행되면 이산화탄소로 인한 혼수가 발생하고 생명의 끝이 다가옵니다.

7 간질환

　간은 가장 큰 해독기관으로 몸 전체의 70퍼센트 이상을 해독합니다. 그런 의미에서 간을 '몸의 아버지ㅣ父, Fatherㅣ'라고 부르기도 합니다. 간은 다른 장기와 달리 두 개의 혈관으로 전체 혈액의 30퍼센트 이상을 공급받아 혈액 속 찌꺼기를 청소합니다. 매일 발생하는 활성산소나 대사의 부산물, 음식으로 들어온 인공화학 물질, 화장품의 독성 물질은 모두 간이 해독하고 배출합니다. 우리가 피곤함을 잊게 하고 최상의 컨디션으로 만들어주는 것도 간입니다.

　결국 인체가 건강하려면 간이 건강해야 합니다. 하지만 우리는 그 반대로 간에 압박을 가하고 있습니다. 무분별한 생활습관

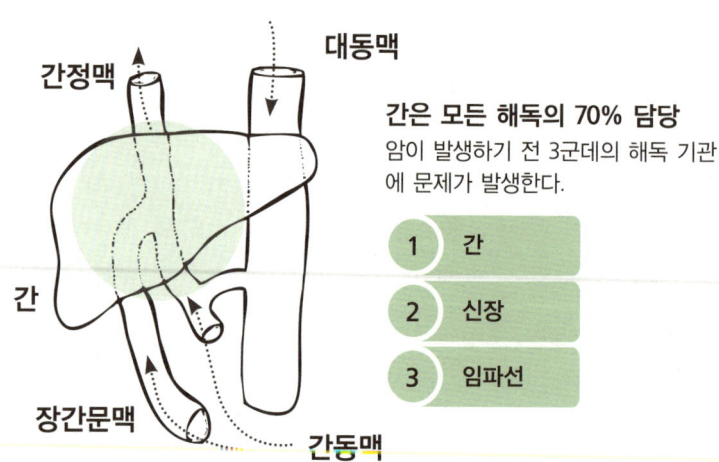

으로 간을 지치게 하고 간 기능을 떨어뜨리는 것입니다. 그중 가장 심각한 것이 중금속입니다.

중금속은 간에 찰싹 달라붙어 간 대사를 어렵게 하며 효소 분비까지 막아버립니다. 이런 이유로 간이 멍들면 문제가 심각해집니다. 중금속이 몸의 모든 세포를 죽이기 때문입니다. 더구나 중금속은 독을 더욱더 부채질합니다.

우리가 말하는 대사성질환의 핵심에는 간이 있습니다. 간이 대사의 중심이기 때문입니다.

대사 과정에는 어쩔 수 없이 부산물들이 발생합니다. 이것은 나무가 불에 탄 뒤 재가 남는 것과 같은 이치입니다. 간은 이러한 부산물을 처리합니다. 그런데 독성 물질이 많이 유입되거나 우리가 영양을 골고루 섭취하지 않으면 완벽한 대사가 이뤄지

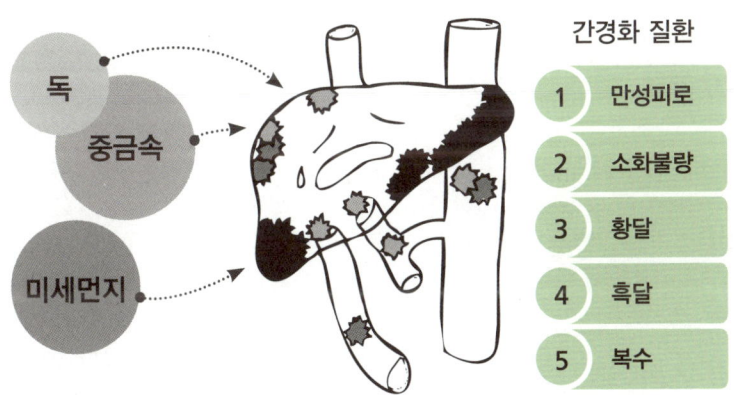

지 않아 부산물이 늘어납니다.

그것은 고스란히 간의 부담으로 남습니다. 이때 간에 염증이 발생하고 간은 이내 지쳐버립니다. 이때 해독되지 않은 부산물은 독으로 변합니다. 그러면 몸에 병원균이 쉽게 침투하고 감염이 이뤄집니다. 이 경우 간 기능이 멈추고 눈에 독이 가득 차 흑달 | 黑疸 | 이 생깁니다. 온몸이 검은색으로 변한 것입니다. 사실 이것은 황달 | 黃疸, Jaundice | 에서 비롯된 최종 결과물입니다.

질환이 여기까지 진행된 사람은 배에 복수 | 腹水, Ascites | 가 찹니다. 이는 배의 복강 안으로 혈액 속의 액체 성분이 빠져나온 것입니다. 인체가 마지막 방어 수단으로 독이 돌아다니지 못하도록 액체 성분을 분비한 것이지요. 이 정도면 인체가 독에 점령당해 거의 마지막 단계에 접어들었음을 의미합니다.

8 대사성질환

현대인이 앓고 있는 질환의 90퍼센트가 대사성질환에 속합니다. 대사성질환은 영양과 운동 부족, 스트레스, 흡연, 음주, 육식 등 여러 가지 문제가 복잡하게 얽힌 상태에서 발생합니다. 수분과 산소 부족도 여기에 한몫을 합니다.

대사가 잘 이뤄지지 않는다는 것은 몸에 독이 뿌려지고 있다는 말과 같습니다. 반대로 대사가 잘 이뤄지면 우리는 건강합니다. 활성산소도 결국 대사 결핍에서 발생하는 최종 산물입니다. 한마디로 해독에 관한 모든 문제의 핵심은 대사성에 있습니다. 신진대사에서 하나라도 문제가 발생하면 이는 모두 독으로 변질되기 때문입니다.

그중 대표적인 것이 암과 비만입니다. 비만은 독에서 비롯된 질병입니다. 독을 제거하지 않으면 절대로 살은 빠지지 않습니다. 독은 모든 질병의 시초이자 끝이기도 합니다. 특히 독을 제거하기보다 생성 원인부터 찾아 해결하는 방법이 좋은데, 그것은 바로 올바른 식생활과 생활습관입니다. 이것을 지키지 않으면 독과의 이별은 영원히 있을 수 없습니다.

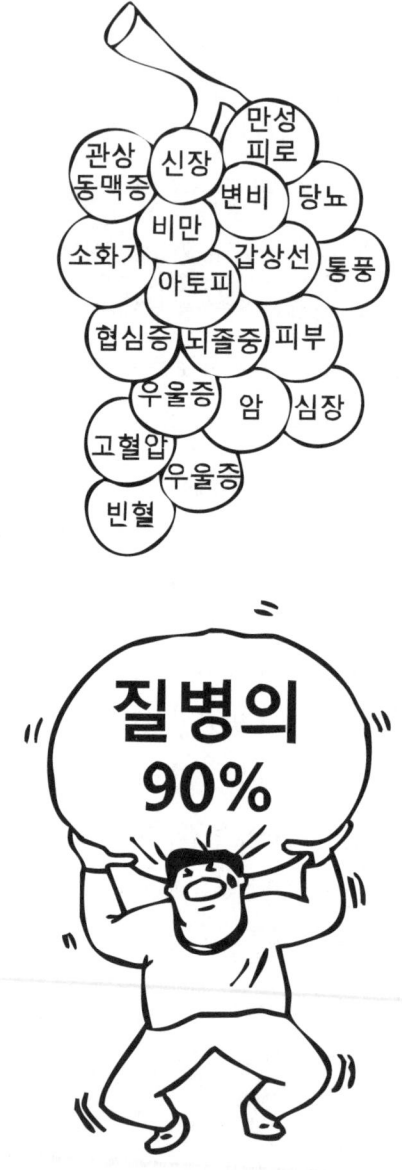

9　심장질환

　심장은 우리가 잠을 자는 동안에도 멈추지 않습니다. 혈액을 통해 세포 끝까지 영양과 산소를 공급해야 하기 때문입니다. 단, 우리가 잠을 자면 심장은 좀 느리게 뛰고 차분히 움직이면서 쉽니다. 또 그래야만 우리가 잠을 청할 수 있지요.
　심장이 정상적으로 뛰게 하려면 스트레스는 가급적 피하고 동물성지방을 적게 먹어야 합니다. 우리가 동물성지방을 많이 섭취할 경우 큰 부담이 되기 때문에 심장이 매우 싫어합니다.
　심장에는 암이 거의 발생하지 않지만 포화지방이 심장을 감싸면 협심증이나 관상동맥 같은 질병이 발생합니다. 포화지방이 혈관에 끼면 혈압이 올라가고 혈관의 탄성이 떨어져 터지기도 합니다. 이것이 뇌에서 터질 경우 큰 골칫거리가 됩니다. 심하면 모든 삶을 잃기도 합니다.
　인체 내의 독은 대부분 혈관을 타고 온몸을 여행합니다. 그러다가 어느 장기에 안착하면 다른 독을 끌어다가 세력을 키웁니다. 이렇게 커진 세력은 여러 형태의 질병으로 나타납니다.
　혈관이 나이 들지 않게 하려면 혈관을 깨끗이 유지해야 합니다. 혈관이 건강하다는 것은 곧 심장이 건강하다는 말과 같습니다.

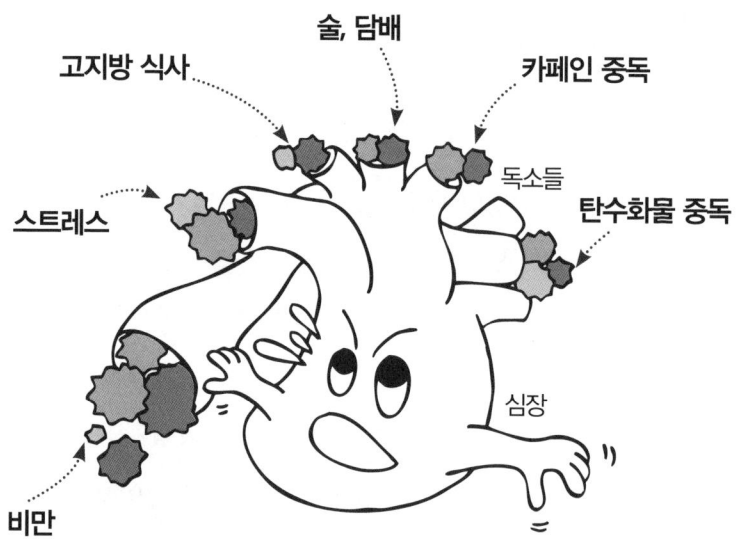

10 비만

비만은 질병에 속합니다. 비만으로 판정받은 경우 이는 자기 몸무게의 20퍼센트가 체지방으로 가득 차 있음을 의미합니다. 일반적으로 10퍼센트는 과체중, 30퍼센트는 고도비만에 속합니다.

오늘날 비만자 증가 속도는 갈수록 빨라지고 있습니다. 많은 현대인이 고열량 음식을 섭취하고 그만큼 활동하지 않아 비만으로 가고 있지요. 여기에다 열량을 연소시켜 에너지로 만들어

성인 남성 10명중 4명이 비만

대한비만협회의 조사에 따르면 2009년 35.6%에서 매년 증가해 2015년 기준 40%를 넘어섰다.

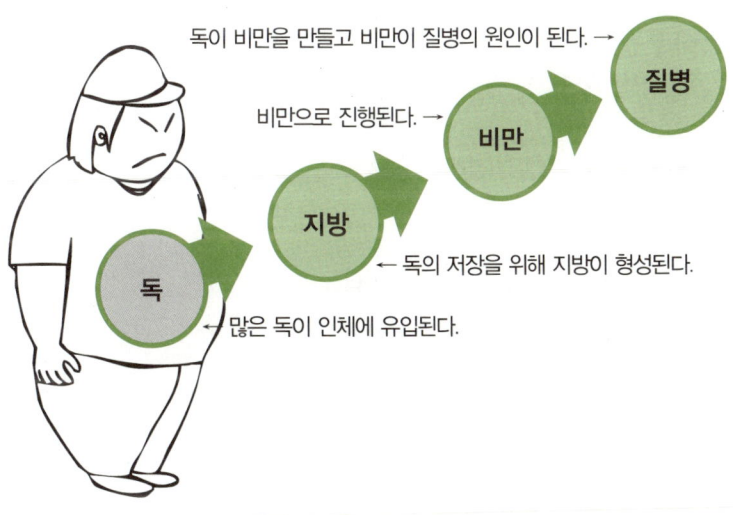

주는 비타민과 미네랄 섭취가 부족합니다. 스트레스 역시 비만의 원인입니다.

비만이 모든 질병의 원인으로 자리매김한 지는 오래되었습니다. 산업이 발달한 나라일수록 비만자가 넘쳐납니다. 거리에 비만자가 활보하는 선진국보다 한국은 아직 비만자가 현저히 적지만, 계속 증가하는 추세이므로 신경 쓸 필요가 있습니다.

또 다른 비만의 원인은 몸속의 독입니다. 근래 독과 비만의 상관관계를 연구한 이론이 심심찮게 발표되고 있습니다. 몸 안에서 독은 매우 위험한 존재입니다. 지금은 독의 종류는 물론 그 양도 엄청나게 많습니다. 염증 역시 독으로 간주합니다.

이러한 독이 임파선을 타고 다니면 면역력이 떨어지고 암이 자리를 잡습니다. 임파선은 지방이 다니는 길을 말합니다. 지방은 매우 차가운 성질로 냉장고 같은 저장 기능을 합니다. 우리가 음식이 상할까 봐 냉장고에 넣고 관리하듯, 인체도 장기를 보호하기 위해 지방을 활용해 독을 저장합니다. 암의 전이가 임파선으로 가장 쉽게 뿌리를 내리는 이유는 이미 임파선이 독으로 물들었기 때문입니다.

만약 살이 찌기 시작한다면 이는 몸에 독이 많이 생겼다는 것을 의미합니다. 그것은 많은 독으로 몸이 차가워져 생기는 현상이라고 보면 됩니다. 독이 늘어나면 그만큼 지방도 필요하기 때문에 인체는 지방을 늘려서 몸에 쌓아 놓습니다. 따라서 다이어트를 할 때 지방만 빼고 독을 남겨두면 얼마 지나지 않아 다시 살이 찌는 요요현상이 발생합니다.

최근에는 해독이나 다이어트 프로그램에서 먼저 3일간 해독을 하고 난 뒤 다이어트를 하는 경우가 많습니다. 실제로 다이어트를 할 때 독을 제거하거나 배출하면 살이 빠집니다. 독이 없으면 그것을 저장할 지방도 필요 없으니까요. 그래서 해독과 다이어트는 반드시 병행해서 진행해야 합니다.

11 골다공증

골다공증은 나이가 들면 흔히 생기는 질환으로 알려져 있습니다. 이것은 남성보다 여성에게 더 빈번하게 발생하고 특히 폐경기 여성에게 잘 찾아오는 반갑지 않은 손님입니다.

골다공증이란 골밀도가 떨어진 상태를 말합니다. 골밀도가 떨어졌다는 것은 뼈의 칼슘 농도가 저하되었음을 의미합니다. 칼슘은 몸 안에서 약 140여 가지의 일을 하는 효자 미네랄입니다. 동시에 제1위의 다량 미네랄에 속합니다. 이러한 칼슘이 뼈에서 급속도로 빠져나가는 이유는 몸의 산성화 때문입니다.

우리 몸은 약알칼리성인 pH 7.4 정도를 유지합니다. 한데 나이가 들면 대사량이 떨어지고 몸 안에 부산물이 많아집니다. 이러한 부산물이 몸을 산성으로 이끕니다. 그러면 뼈에서 칼슘이 빠져나와 약알칼리성을 맞추려고 중화합니다. 이때 뼈의 칼슘 고갈 현상인 골다공증이 발생하지요.

뼈는 인체를 지탱해주는 중요한 역할을 합니다. 뼈가 부실해진다는 것은 곧 사람 구실을 하기가 힘들어진다는 말입니다. 즉, 골다공증은 삶을 위태롭게 만드는 질병입니다.

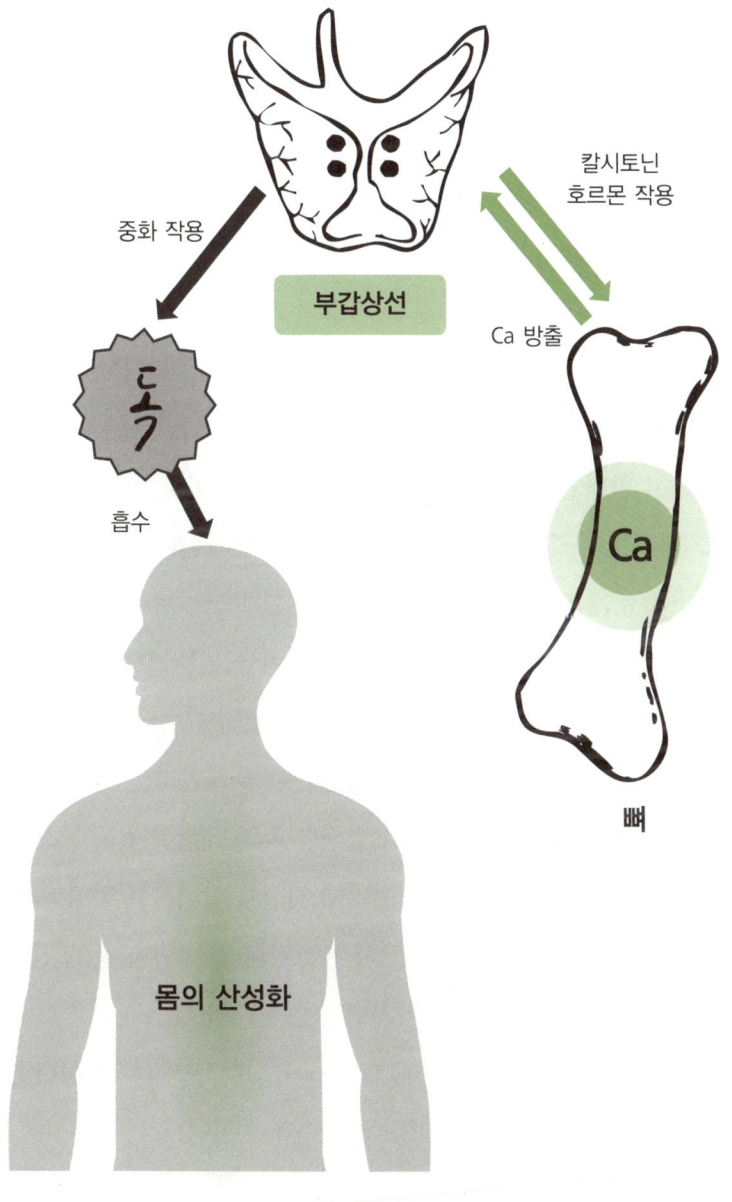

제5장 독으로 발생하는 질병들

12 관절염

　관절염은 물렁뼈에 발생하는 질병입니다. 물렁뼈를 연골이라고 부르는데 이것은 뼈와 뼈 사이를 잇는 기능을 합니다. 우리가 몸을 유연하게 잘 움직이는 것은 바로 이 연골 덕택입니다.

　연골에는 항상 많은 수분과 지질이 포함되어 있습니다. 이러한 연골이 약해지거나 파손되면 빨리 복구해야 합니다. 그렇지 않으면 제대로 서 있기도 어렵고 통증도 심합니다.

　특히 현대인은 연골에 심한 스트레스와 압박을 가합니다. 땅을 내딛을 때의 충격과 아스팔트를 걸을 때의 충격은 다릅니다. 아스팔트의 경우 연골에 가해지는 강도가 강해져 오래 버티기가 힘들어 집니다. 일을 마친 뒤 녹초가 되었다거나 힘들다고 표현하는 것은 모두 연골이 피곤하다는 말과 같습니다.

　그런데 이러한 일상적인 문제보다 더 골칫거리는 연골에 유입되는 독성입니다. 몸 안에서 발생한 독과 유입된 독은 부드럽고 연한 연골에 안착합니다. 여기에 지질이 합세하고 면역 과잉 반응이 일어나면 연골 파손은 더 빨라집니다. 이런 이유로 연골이 빨리 부식되거나 닳는 것입니다.

　연골에 필요한 영양 부족도 한몫을 합니다. 오래 살고 싶다면 관절의 연골을 더 많이 보호하고 관리해야 합니다.

인구의 10%가 관절염 환자

국민건강보험공단은 빅데이터를 분석한 결과 '관절염' 질환이 2012년 449만 명으로 증가.

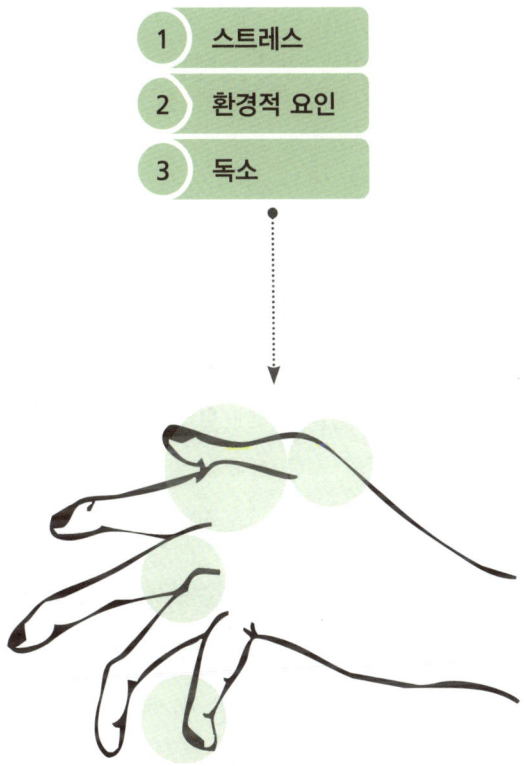

13 자궁질환

여성의 질 | 膣, Vagina | 에는 약 3,000개의 질주름이 있습니다. 이 질주름 덕택에 성관계 시 마찰로 인한 염증이 발생하지 않는 것입니다. 또한 아이를 출산할 때는 질주름이 펴져 출산을 돕습니다.

여성의 생식기는 밖에 있는 것을 안으로 받아들이도록 되어 있습니다. 그렇다고 아무것이나 쉽게 들어갈 수 있는 것은 아닙니다. 몸 안의 부산물이 질을 통해 밖으로 빠져나가기도 합니다. 이때 질과 자궁이 건강한 여성이라면 아무 문제가 없지만 작은 문제라도 발생하면 질주름에 걸려 배출이 어려울 수 있습니다.

경우에 따라서는 질 청결제를 사용했을 때 많은 이물질과 분비물이 쏟아져 나오기도 합니다. 이는 모두 질주름에서 나오는 것입니다. 이 중에는 악취가 나거나 더러운 것도 많습니다.

집 안의 아궁이에 해당하는 자궁은 여성을 숨 쉬게 하는 장기입니다. 자궁이 병들면 여성은 병이 듭니다. 따라서 여성은 그 어느 부위보다 자궁의 건강을 위해 노력해야 합니다.

독으로 발생하는 자궁질환의 증상들

여성은 자궁의 건강으로부터 시작됨과 동시에 자궁이 약해지면 질병에 걸리기 시작한다.

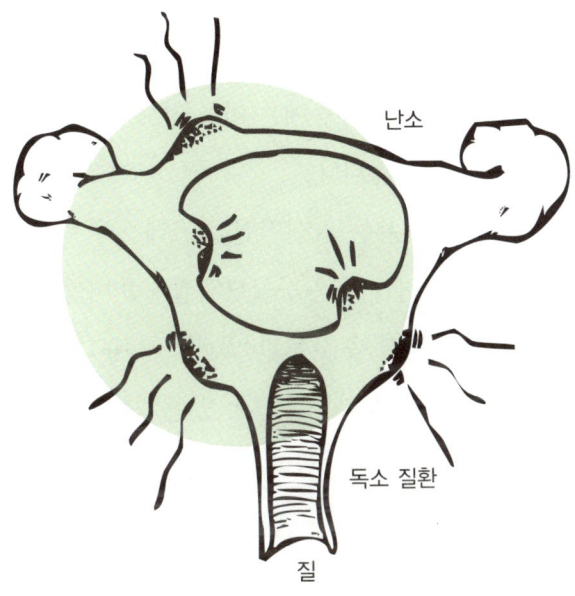

1. 냄새, 성교통
2. 갱년기 요실금
3. 불감증 오르가즘
4. 냉대하 성기능장애
5. 탄력 질수축 저하

14 정력 감퇴

남성은 정력 감퇴를 굉장히 심각한 문제로 받아들입니다. 그래서 많은 남성이 정력을 키우기 위해 이런저런 보양식을 찾아 섭취합니다. 이런 음식은 처음에는 어느 정도 효과가 있는 듯하지만 그리 오래가지 못합니다.

정력이 감퇴하는 이유는 정신적인 스트레스와 체내의 독 때문입니다. 여기서 말하는 독은 동물성지질을 의미합니다. 이 동물성지질이 남성의 성기 속 요도관 | 尿道管, Urethra | 을 막으면 정력이 떨어집니다. 또한 음경으로 뻗어 있는 동맥혈관이 막힐 경우에도 정력이 발생하지 않습니다.

정력에는 특별한 음식보다 물, 산소, 균형 잡힌 영양소 섭취, 규칙적인 운동이 더 효과적입니다. 특히 남성은 하체를 따뜻하게 해서는 안 되며 항상 시원하게 해줘야 합니다. 그리고 육식으로 피를 끓게 하기보다 과일과 야채를 충분히 섭취해 혈액을 맑게 해주는 것이 밤의 황태자로 거듭나는 길입니다.

정력을 떨어뜨리는 주요 요소들

남성의 정력은 시각에서 출발하여 마음에서 끝난다.

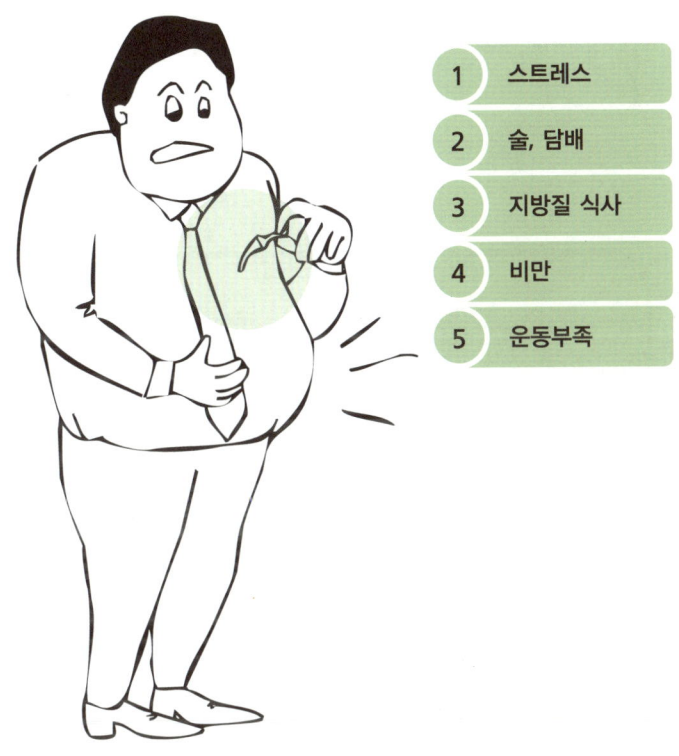

1. 스트레스
2. 술, 담배
3. 지방질 식사
4. 비만
5. 운동부족

제5장 독으로 발생하는 질병들 153

> 우리 몸은 독을 청소하고 제거 및 배출하는
> 장기와 시스템을 잘 갖추고 있습니다.
> 우리는 몸이 해독을 잘 해내도록 협조하고 도와야 합니다.
> 해독은 몸을 정상으로 회복시키려는
> 고마운 항상성 작용입니다.

Part 6

해독을 담당하는 장기들

1. 간 - 해독
2. 신장 - 소변
3. 대장 - 대변
4. 폐 - 호흡
5. 피부 - 땀
6. 뇌 - 수면
7. 임파선 - 청소
8. 혈관 - HDL
9. 면역 - 식균

1 간 - 해독

간은 인체의 대표적인 해독기관입니다. 몸 전체의 70퍼센트 이상을 간이 해독합니다. 간은 크게 해독, 저장, 분해의 기능을 하고 약 1,000가지의 효소를 분비하며 500여 가지의 일을 해내는 고마운 장기입니다. 이러한 간이 건강할 때는 몸이 최상의 컨디션을 유지하지만 만약 병들면 심각한 문제가 발생합니다.

첫째, 소화하기가 어렵습니다. 아무리 좋은 음식을 섭취해도 소화불량에 걸리고 더부룩한 느낌이 들어 하루 종일 불쾌하기 짝이 없습니다. 간은 몸의 아버지에 해당할 만큼 중요한 장기이

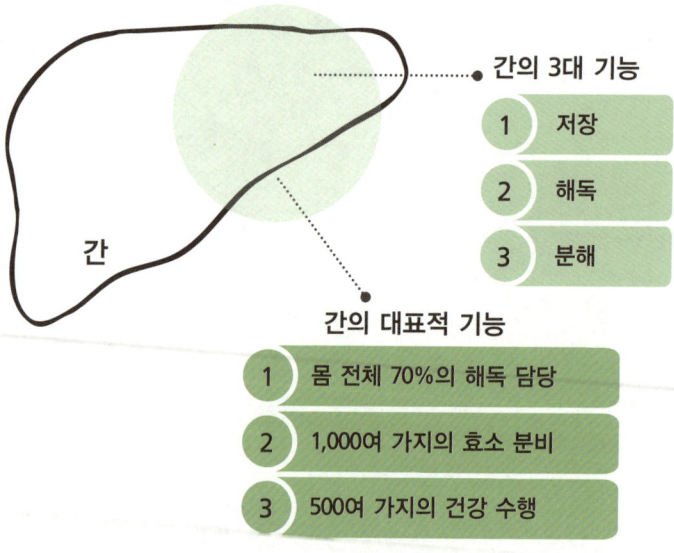

므로 간 건강을 위해 최선의 노력을 기울여야 합니다.

둘째, 몸에 염증이 발생하고 독이 퍼집니다. 독이 퍼진다는 것은 이미 간이 망가졌다는 것을 의미합니다. 간은 80퍼센트 이상이 고장 나야 통증 신호를 보냅니다. 그러므로 간은 특별히 신경 써서 보호해야 합니다.

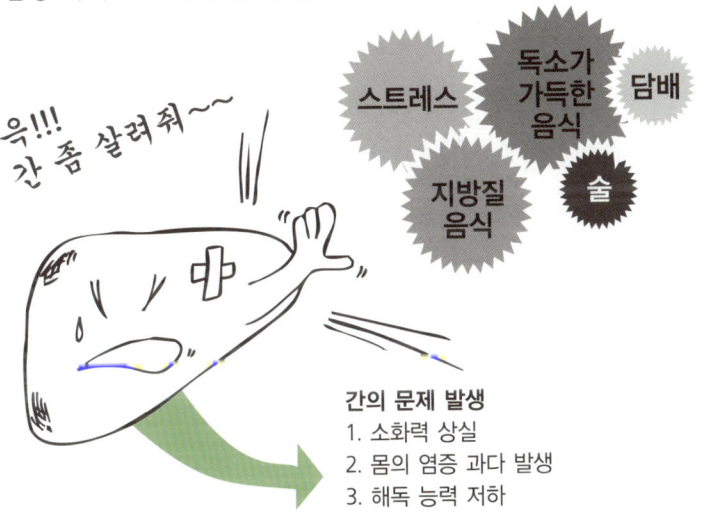

간의 문제 발생
1. 소화력 상실
2. 몸의 염증 과다 발생
3. 해독 능력 저하

간은 전체 혈액의 30퍼센트 이상을 공급받아 활동합니다. 그리고 모든 혈액이 간을 통과하지요. 혈액이 간을 통과할 때 간은 혈액 속의 영양을 대사하고 노폐물과 독을 제거하는 동시에 청소합니다. 이렇게 정리된 혈액은 심장으로 보내져 전신으로 흘러갑니다. 그러므로 간을 건강하게 하려면 먼저 혈액을 깨끗하게 해줘야 합니다.

흡연, 음주, 스트레스를 비롯해 지방이 많이 든 음식이나 독소로 가득한 음식을 섭취하면 간이 피곤해져 빨리 늙습니다. 간의 해독 기능이 줄어들면 몸이 여러 질환에 노출되어 병들고 맙니다.

대장이 건강하지 않아도 간은 병이 듭니다. 대장의 독소가 간으로 침투해 괴롭히기 때문입니다. 따라서 간 건강을 위해 과일, 야채 등 섬유질이 풍부한 음식을 섭취하고 몸 청소에 좋은 물을 많이 마셔야 합니다. 항산화 식품을 섭취함으로써 간의 기력을 돕고 하는 일을 거들어줄 필요도 있습니다.

간은 참으로 고마운 장기입니다. 이러한 간을 잘못 관리하면 몸 전체가 망가지므로 특별히 관심을 기울여 관리해야 합니다.

2 신장 - 소변

인체의 약 67퍼센트는 수분입니다. 인체는 이 수분으로 항상성과 정화, 흐름, 배설, 기타 여러 가지 기능을 수행합니다. 그것을 수행하는 대표적인 장기가 신장입니다. 신장은 매일 몸 안에서 발생하는 활성산소나 음식과 공기를 타고 들어온 수많은 독소를 걸러내는 일을 담당합니다.

이러한 신장은 전체 혈액의 20~25퍼센트를 공급받으며 하루에 약 180리터를 여과해 소변으로 1~2리터를 내보냅니다. 120~190그램의 무게에 해당하는 신장의 양쪽에는 약 250만 개

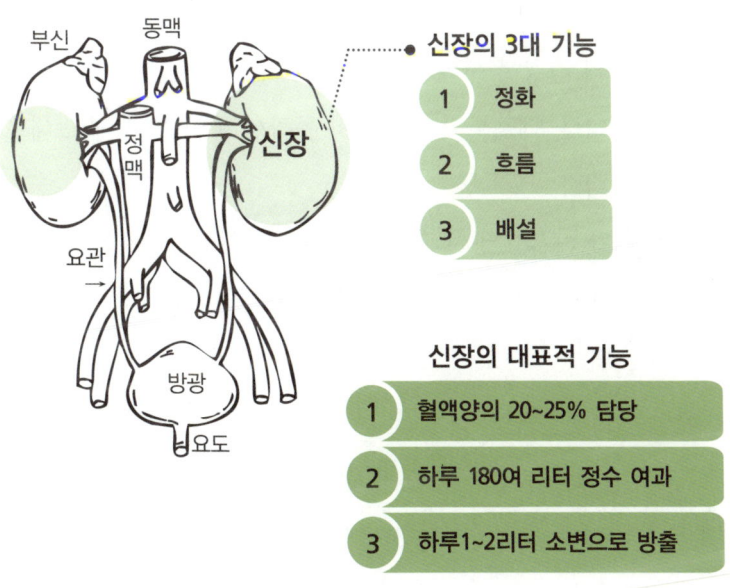

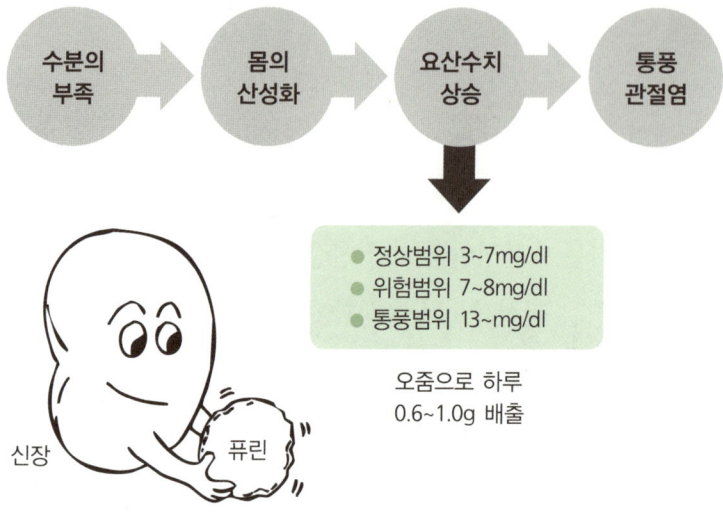

의 네프론이 깔려 있어 정수기처럼 몸속 필터 역할을 합니다. 이 네프론의 건강 정도에 따라 몸속 독소를 얼마나 내보내느냐가 결정됩니다. 네프론이 건강하지 못하면 독이 몸 안에 그대로 쌓이고 맙니다.

우리는 간 다음으로 해독의 제2인자로 불리는 신장이 있어서 건강의 혜택을 톡톡히 누리는 것입니다.

신장은 소변을 만드는 주요 장기입니다. 소변의 색깔과 냄새로 건강 상태를 확인할 수도 있습니다. 소변 색이 노랗고 진하면 몸속 수분이 부족하다는 신호입니다. 하루에 필요한 양의 수분을 섭취하지 않으면 신장은 소변의 양을 줄입니다. 특히 무더운 날에 땀을 많이 흘리거나 운동을 하면 수분 부족이 심해집니다.

지린내가 심한 것은 단백질의 부산물인 요산 | 尿酸, Uric Acid | 때문입니다. 요산수치 | 3~7㎎/㎗ | 가 적정 범위를 벗어나 혈액 내 포화 용해 농도가 7~8㎎/㎗일 때 몸 안에는 산성 독소가 가득 찹니다. 이것이 장기적으로 13㎎/㎗을 넘으면 통풍이나 통풍성 관절염으로 진행되어 흔히 약물 치료를 받습니다. 요산에 따른 통풍성 질환은 몸을 아프게 하고 바늘로 찌르는 듯한 고통을 안겨줍니다. 그 원인은 모두 몸속 독소에 있습니다. 신장이 독소를 배출하지 못해 벌어진 결과지요.

우리는 신장이 건강해야 상쾌하고 즐거운 내일을 기약할 수 있음을 기억해야 합니다.

3 대장 - 대변

　몸속 해독기관 중 세 번째로 중요한 장기가 대장입니다. 대장은 모든 대사산물의 끝자락에서 노폐물을 밖으로 내보내는 일을 합니다. 근래 들어 대장암 환자와 변비 환자가 꾸준히 증가하는 추세는 현대인의 몸이 독으로 가득하고 그것을 쉽게 배출하지 못한다는 방증입니다.

　대장은 전체 길이가 약 1.5미터로 여기에는 배설물을 처리하는 미생물이 군집해 있습니다. 이를 장내세균총이라 하는데 전체 100조 개에 이를 만큼 그 양이 아주 많습니다. 종류도 다양해 약 400종 | 유익균 80퍼센트, 유해균 20퍼센트 | 이 서로 대치하는 동시에 공존하며 장내 환경을 만들어가고 있습니다. 이러한 균들이 장을 건강하게 하고 독소 배출을 책임집니다.

　우리는 하루에 100~250밀리그램의 변을 보통 1회 배설하는데, 양이 많으면 배변 횟수도 증가합니다. 변비에 걸리면 이는 몸속에 많은 염증과 독소를 뿌리는 씨앗이 되므로 올바른 배변을 위해 하루를 기준으로 25~30그램의 식이섬유 | 섬유질 | 를 섭취해야 합니다. 섬유질은 여러 가지 형태로 존재합니다. 대표적으로 채소의 질긴 부분인 셀룰로스 | Cellulose |, 무의 갈색 색소인 리그닌 | Lignin |, 과일 속의 펙틴 | Pectin |, 해초류 | 미역~다시마 |

의 끈적끈적한 성분인 알긴산 | Alginic Acid | 이 있습니다. 버섯류에도 섬유질이 많이 들어 있습니다.

반면 육류와 생선류, 유제품에는 거의 없으므로 이런 식품을 섭취할 때는 섬유질 식품도 같이 먹어야 합니다. 그러면 변이 노란색을 띠지만 채소 없이 육식만 하면 다음 날 변이 검은색으로 변합니다. 이는 인체에 독소가 많다는 뜻입니다.

대변은 우리가 먹은 음식물이 무엇인지 알려주는 증거물입니다. 대변의 색과 냄새는 어떤 음식을 먹느냐에 따라 달라집니다.

간에는 쓸개라고 불리는 담낭이 자리 잡고 있는데, 여기에서 빌리루빈 | Bilirubin | 이 만들어집니다. 하루에 200~250밀리그램이 분비되는 빌리루빈은 췌장의 리파아제 | Lipase | 와 함께 십이지장에서 지방을 분해하는 역할을 합니다.

우리가 배변 시 노란색 변을 보는 이유는 빌리루빈 때문입니다. 해독으로 변의 색이 검은색을 띠면 이는 대장의 숙변이 나오는 것으로 봐야 합니다. 혹시 붉은색이나 녹색에 가깝다면 이것은 간에 있는 중금속이 빠져나왔음을 의미합니다. 중금속은 대부분 간에 축적되어 있습니다.

그 이후로는 황금색 변을 보는데 이는 간이 그만큼 해독으로 좋아졌다는 신호입니다. 그러면 눈도 밝아집니다. 설사는 대장속 유해균을 밖으로 밀어내는 반응입니다. 반대로 변비는 대장의 장누수증후군을 고치려 하는 작용입니다.

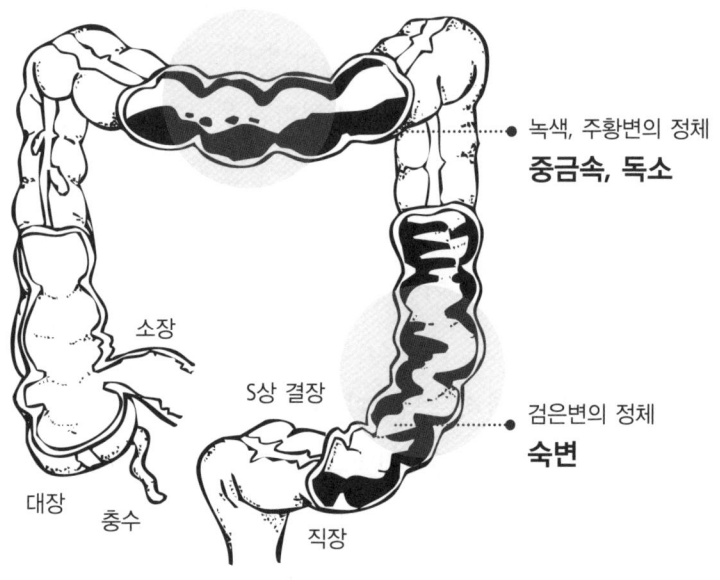

4 폐 - 호흡

모든 생명체는 호흡을 하며 살아갑니다. 그 이유는 호흡으로 공기 속의 산소를 얻기 위해서입니다. 산소가 없으면 생명체는 생명을 유지할 수 없습니다.

체내에 산소가 들어오면 폐에서 적혈구에 실어 온몸으로 나르게 합니다. 만약 산소가 부족해 뇌에 공급되는 양이 적으면 산소를 달라고 곧바로 하품이 나옵니다. 몸에 들어온 산소를 가장 많이 사용하는 곳은 두뇌입니다.

우리가 매일 활동하고 지식을 습득할 때도 산소가 필요합니다. 더 활발히 움직이면 필요한 산소의 양도 늘어납니다. 산소는 몸에서 에너지를 만들 때도 요긴하게 쓰입니다. 산소가 부족하면 에너지가 잘 만들어지지 않아 많은 양의 노폐물이 발생합니다. 이것이 바로 활성산소입니다.

체내의 대사 과정 중에 발생하는 활성산소는 2퍼센트가 적정량입니다. 이 정도의 양은 독이라고 할 수 없습니다. 오히려 이 독은 인체에 유용하게 쓰입니다. 그렇지만 적정량을 넘어선 활성산소는 모두 독으로 작용합니다. 이 독은 장기를 파손하고 노화를 유발합니다. 한마디로 인생을 갉아먹는 주범입니다.

이때 폐는 이 노폐물을 재빨리 밖으로 배출하는 일을 합니다. 그런데 노폐물을 밖으로 배출하려면 그만큼의 산소를 유입해야 합니다. 몸이 기본 압ㅣ壓ㅣ을 유지해야 노폐물 배출이 가능하기 때문입니다. 노폐물만 빠져나가면 압에 문제가 발생합니다. 그래서 빠져나갈 만큼의 압이 들어와야 합니다.

산소로 에너지를 만들 때는 이산화탄소가 많이 발생합니다. 이 이산화탄소를 빨리 밖으로 내보내지 않으면 모두 독으로 변질됩니다. 이를 방지하기 위해 인체는 호흡대사를 하는데, 이는 산소를 들이마시고 이산화탄소를 밖으로 내보내는 것을 말합니다.

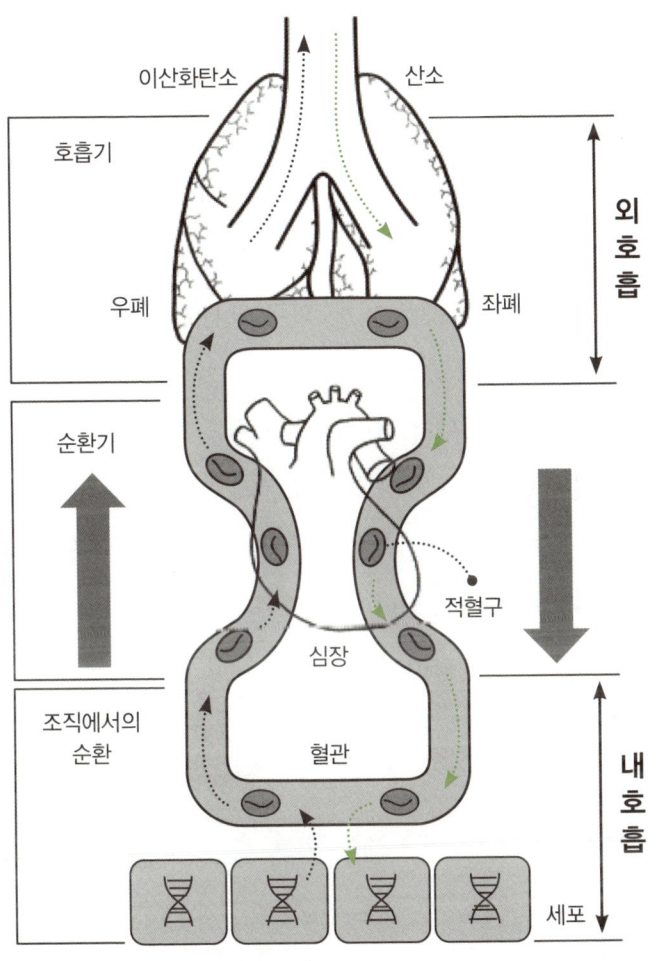

외호흡과 내호흡

제6장 해독을 담당하는 장기들

5 피부 - 땀

피부는 해독기관 중 가장 넓은 범위를 차지합니다. 이러한 피부는 여러 가지 기능을 합니다. 대표적으로 외부로부터 인체 보호, 약 5퍼센트의 외호흡, 몸속 노폐물 배출, 시상하부의 명령을 받은 교감신경의 체온 유지, 외부 항원체 방어 등이 있습니다.

이를 위해서는 피부가 건강해야 합니다. 피부 건강은 방어선이라 불리는 탄력으로 알아볼 수 있는데, 이것이 무너지면 여러 가지 문제가 발생합니다. 특히 체내가 독소의 침범을 당하면 피부는 곧바로 반응을 보입니다. 피부에서 지독한 냄새가 나거나 분비물이 흐르거나 피부색이 변하는 등의 증상이 나타나는 것입니다.

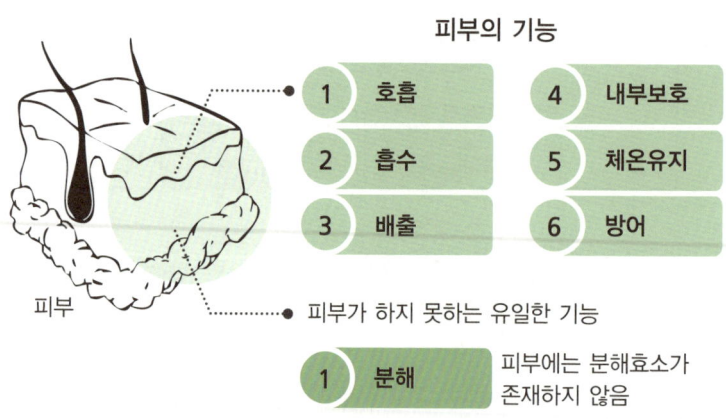

피부의 기능

1 호흡
2 흡수
3 배출
4 내부보호
5 체온유지
6 방어

피부

피부가 하지 못하는 유일한 기능

1 분해 — 피부에는 분해효소가 존재하지 않음

많은 사람이 피부에 유독 관심을 보이는 이유는 그것이 외부로 한눈에 보이기 때문입니다. 그래서 누구나 윤택하고 건강한 피부를 갖기 위해 노력합니다. 피부를 직접 가꾸거나 피부에 좋은 음식을 섭취하는 것입니다. 실은 이 둘을 병행해야 건강한 피부를 얻을 수 있습니다. 피부는 겉에 있는 위 | 胃 | 이고 위는 속에 있는 피부인 까닭입니다.

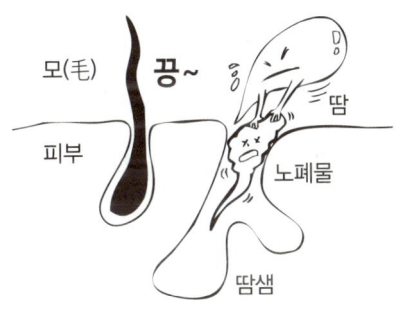

- 면적 18㎡
- 몸무게 3Kg(16%)
- 매 분마다 3~4만개의 피부 조직 교체
- 피부 전체 200~400만개의 땀샘 분포(1cm3 당 150~340개)
- 하루 3컵(600ml)의 수분 분비

　피부는 매분마다 3~4만 개의 피부조직을 갈아치우는데 이것은 소위 '때'의 형태로 나타납니다. 각질은 대부분 밖으로 밀려나와 떨어집니다. 오래도록 빨지 않은 이불을 걷어낸 자리에 떨어진 흰 비늘이 바로 각질입니다.

　피부 전체에는 200~400만 개의 땀샘이 있으며 이것은 1제곱센티미터당 150~340개씩 분포되어 있습니다. 인체는 이 땀샘을 통해 끊임없이 독을 배출합니다. 피부 호흡으로도 독이 계속 빠져나옵니다. 땀샘으로 분비되는 양은 하루에 약 400밀리리터로 두 컵 분량입니다.

피부는 특히 간의 영향을 많이 받습니다. 간이 해독하면 피부는 모든 모공을 확장해 배출합니다. 이때 발진이나 두드러기, 냄새 등이 나타납니다. 간이 좋지 않을 경우에는 피부에서 악취가 나고 분비물이 많이 발생합니다.

간경화로 독소를 해독하지 못할 때도 붉은 발진이 피부를 뒤덮습니다. 이는 모두 몸이 독으로 물든 현상입니다. 건강한 피부에서 분비되는 땀은 몸을 정화하는 중요한 기능입니다. 그러므로 피부 건강에 신경 써야 하는데 이를 위해 무엇보다 중요한 것이 몸속 청소입니다.

6   뇌 - 수면

　많은 사람이 잠을 줄이려고 합니다. 잠자는 시간이 아깝다는 생각에 잠을 줄여 공부를 하거나 일을 하는 것이지요. 하지만 충분히 숙면을 취하지 않으면 몸에 독이 쌓입니다. 잠이 불충분할 경우 몸은 독의 저장 창고가 됩니다.

　평소에 잠이 부족했던 사람이 해독을 하면 깊은 잠에 빠집니다. 이는 뇌가 쉬게 하려는 작용입니다. 뇌는 우리가 눈을 뜨고

쉼은 또 하나의 해독이며 힐링입니다. 쉼이 없는 삶은 미래를 알 수 없는 적신호이므로 쉼을 통해 활기찬 삶으로 내일의 약속을 실천할 수 있습니다.

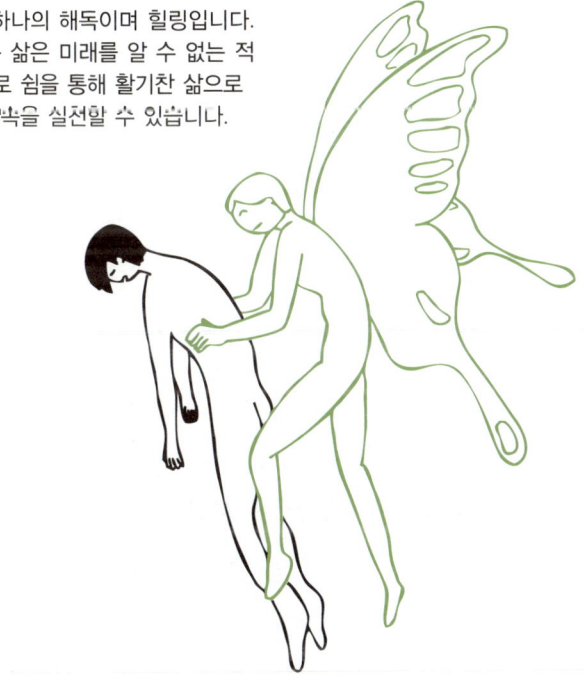

있는 동안 계속해서 일을 합니다. 뇌가 일한다는 것은 그만큼 부산물이 많이 발생한다는 뜻입니다.

뇌는 많은 에너지를 소비합니다. 특히 스트레스를 받으면 뇌는 많은 양의 호르몬을 분비시키고 충격을 완화하기 위해 각별한 노력을 기울입니다. 이 경우에도 많은 양의 노폐물이 나옵니다. 이것을 빨리 배출하지 않으면 뇌는 결국 멈추고 맙니다.

인간이 가장 많이 사용하는 뇌를 가장 많이 쉬게 하려고 신은 전체 시간 중 3분의 1에 해당하는 시간 동안 잠을 자게 해놓았습니다. 하루 7~8시간의 숙면은 뇌를 더 건강하게 해줍니다. 숙면을 취하면 인체는 독을 잘 처리하고 세포 재생도 원활해집니다. 따라서 해독 시에는 반드시 숙면을 취해야 합니다.

갓 태어난 아기는 하루의 대부분을 잠으로 보냅니다. 잠은 성장과 안정을 안겨주기 때문입니다. 잠을 자는 동안 몸에서는 여러 가지 일이 일어납니다. 무엇보다 심장박동이 서서히 뛰고 혈액의 유속도 줄어듭니다. 이때 간은 많은 효소를 분비해 혈관과 세포의 찌꺼기들을 청소합니다. 몸 전체가 하루 종일 발생한 노폐물과 독을 처리하는 대청소를 시작하는 것입니다.

이는 잠잘 때만 가능한 일입니다. 우리가 깨어 있으면 대청소는 잠들 때까지 기다립니다. 그래서 밤샘을 하면 몸이 녹초가 되고 무거우며 피곤한 기색이 역력한 것입니다.

　우리가 잠을 청하면 반대로 면역이 깨어납니다. 면역 중 과립구는 청소를 담당하는데, 낮 동안 파손되고 쌓인 독을 모두 청소합니다. 그러므로 면역을 강화해 몸속의 독을 제거하려면 숙면을 취해야 합니다. 7~8시간 동안 깊이 자고 일어나면 몸이 개운하고 상쾌합니다. 이는 뇌가 건강하게 회복되었음을 알려주는 신호입니다.

7 임파선 - 청소

　임파선은 지방이 다니는 길로 대부분 몸이 접히는 곳에 모여 있습니다. 지방이 쉽게 굳기 때문이지요. 지방은 굳지 않으려고 따뜻한 혈관 옆에 착 달라붙어 있습니다. 그러면서 혈관의 탄력을 위해 혈관벽에 지방을 분비해 기름을 칠해줍니다.

　지방이 다니는 길 외에 임파절에는 T-임파구와 B-임파구가 거주합니다. 이것은 파출소나 지구대와 같은 개념입니다. 이곳은 두 임파구가 몸을 방어하다가 피곤하면 와서 쉬는 장소입니다. 이러한 임파선이 병드는 것은 면역력이 떨어졌음을 의미합니다.

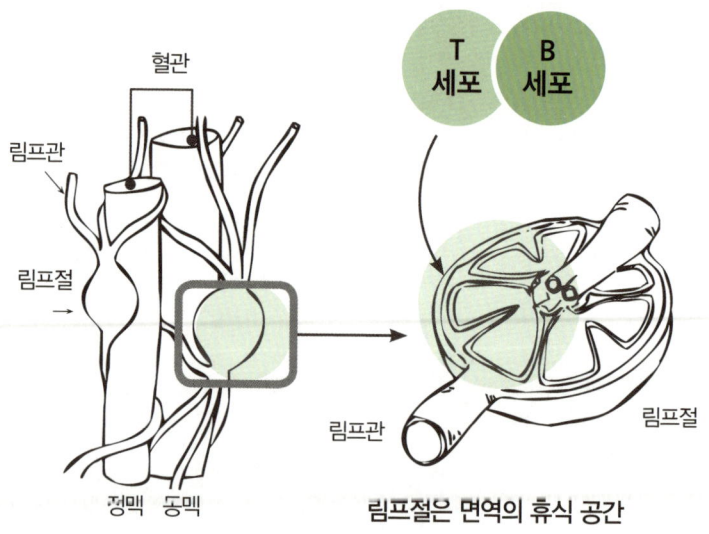

림프절은 면역의 휴식 공간

또한 임파선은 몸속 독과 찌꺼기를 모아 처리하는 처리장입니다. 몸에서 발생한 노폐물을 임파선으로 끌어 모아 처리하지요. 차가운 성질의 지방으로 독을 꼼짝 못하게 저장하거나 연소율이 높은 지방으로 태워 없애는 것입니다. 따라서 임파선을 청소하는 대기관이라 부르기도 합니다.

나이가 들면 몸속 노폐물 처리가 더뎌집니다. 그리고 배출하는 양보다 쌓이는 양이 많아집니다. 그것을 처리하기 위해서는 임파선이 건강해야 합니다. 한데 안타깝게도 나이가 들면 체온이 떨어지면서 임파선이 식기 때문에 이것이 원만하지 않습니다. 흔히 말하는 나잇살은 이때 생깁니다.

나잇살은 보통 복부, 겨드랑이, 허벅지, 목 주위에 생깁니다.

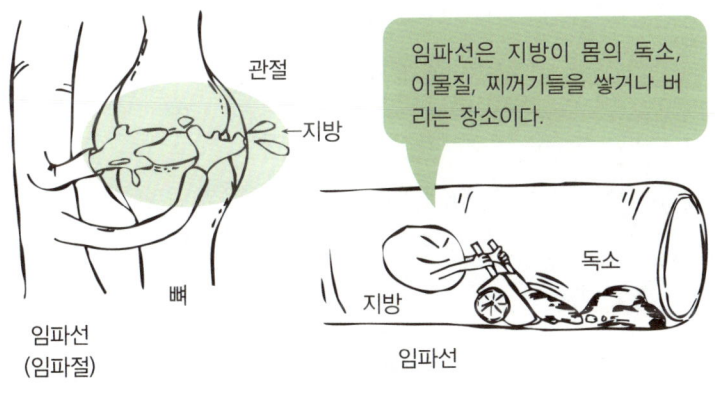

이곳은 모두 임파선이 집중적으로 분포된 장소입니다. 노폐물이 계속 쌓이면 임파선은 더 많은 지방을 끌어당깁니다. 지방으로 두텁게 에워싸며 식어가거나 쌓인 독을 처리하기 위해 각고의 노력을 기울이는 것이지요. 이 경우에 발생하는 것이 부분비만입니다.

갑자기 생긴 부분비만은 그 원인을 크게 두 가지로 볼 수 있습니다. 하나는 임파선이 식어 지방이 굳지 않게 하려고 다른 지방을 끌어온 것입니다. 다른 하나는 독이 많이 발생해 임파선에 쌓이면서 지방을 끌어와 보호하려는 반응입니다. 그러면 몸은 청소가 불가피한데 이것이 여의치 않으면 몸의 여기저기에 쓰레기더미로 쌓이고 맙니다. 이 쓰레기가 몸을 더럽히는 독으로 발전해 우리 몸은 이내 병이 듭니다. 면역력이 떨어지기 때문입니다.

8 혈관 - HDL

혈관은 10만 킬로미터에 달하는 생명선입니다. 온몸에 두루 퍼진 혈관은 몸 구석구석에 영양과 산소, 기타 물질을 보냅니다. 또한 몸에서 발생한 이물질을 빨리 각 해독 장기로 보내 해독하도록 합니다.

우리는 이러한 혈관이 깨끗하고 건강해야 장수할 수 있습니다. 생을 짧게 마치는 데는 여러 가지 이유가 있지만 우선 혈관이 나빠진 결과입니다. 혈관은 하루도 빠짐없이 열심히 일합니다.

혈관은 탄력과 탄성을 유지해야 하는데 이것을 가로막는 것이 혈전 | 血栓, Thrombus | 입니다. 혈전이란 응고된 핏덩어리를 말합니다. 이것이 혈액의 유속을 떨어뜨리고 혈관벽에 달라붙어 혈액의 흐름을 방해합니다. 그러면 세포와 장기가 손상될 수 있습니다. 특히 동물성지질은 혈전을 만드는 대표적인 요인입니다. 결국 혈관 건강을 위해서는 식물성지질 섭취가 바람직합니다.

체내에서는 HDL | High Density Lipoprotein, 고밀도지단백 | 이라는 좋은 콜레스테롤이 혈관벽의 건강을 돕습니다. 이 콜레스테롤은

지질에서 분해된 지방의 일종입니다. 즉, 몸속 지방의 이동과 분해에 지방을 사용하는 셈입니다. 지방은 기름 성분으로 물이 닿으면 분리되므로 지방인 콜레스테롤을 사용합니다. 그런데 콜레스테롤에는 LDL | Low Density Lipoprotein, 저밀도지단백 | 이라 불리는 나쁜 콜레스테롤도 있습니다. 사실 HDL과 LDL을 구분해서 좋고 나쁘다고 하는 것은 인간의 해석입니다. 둘 다 몸이 필요로 하는 것이지만 단지 LDL의 양이 너무 늘어나면 문제가 생깁니다.

이 둘은 모두 간에서 분비되는 효소의 일종입니다. 간에서 분비된 HDL과 LDL은 몸속으로 들어온 콜레스테롤을 운반하는 역할을 맡습니다. 이때 HDL은 대형트럭, LDL은 소형트럭에 해당합니다. HDL은 몸 안에 유입된 많은 양의 콜레스테롤을 한 번에 장기로 운반하므로 혈관에 쌓일 시간이 없습니다. 반면 소형트럭인 LDL은 콜레스테롤을 몇 번이나 간으로 운반하다가 제대로 처리하지 못하는 바람에 혈관에 쌓이는 현상이 생깁니다. LDL이 많으면 그만큼 혈관이나 몸이 콜레스테롤로 범벅이 됩니다. HDL은 식물성지질로, LDL은 동물성지질로 만들어지므로 가급적 식물성지질을 섭취하는 게 좋습니다.

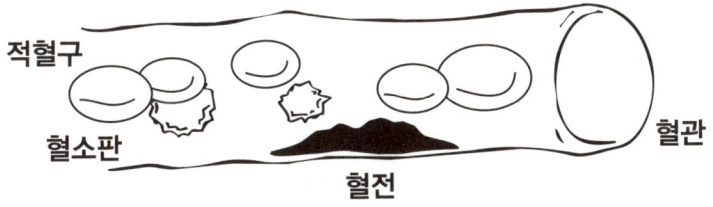

1. 총콜레스테롤 정상 수치 ~ 240mg/dl
2. 중성지방 정상 수치 ~ 200mg/dl
3. HDL 정상 수치
   ① 남성 35~55mg/dl
   ② 여성 45~65mg/dl
4. LDL 정상 수치 ~130mg/dl

9 면역 - 식균

 면역은 몸을 지키는 파수꾼입니다. 우리가 오늘 건강하고 또 미래를 꿈꾸는 것은 모두 몸속에서 나를 지켜주는 면역 덕분입니다. 면역이 무너지면 50세 이전에 암에 걸리거나 자가면역질환에 걸려 고통 속에서 살아가야 합니다.

 면역이 암이나 바이러스 같은 대표적인 나쁜 것에만 작용하는 것은 아닙니다. 물론 이런 것은 림프구라는 면역세포의 일입니다. 반면 균, 독, 찌꺼기 처리는 모두 과립구가 합니다. 각 장기마다 그 형태와 대응 방식이 다른 대식세포도 여기에 속합니다. 면역은 1세제곱밀리미터 안에 평균 5,000~7,000마리가 존재합니다. 이렇게 많은 면역이 우리를 지켜준다는 것에 그저 감사할 따름입니다.

 면역은 그 종류가 다양하며 모두 각자의 역할에 충실합니다. 게으름을 피우지도, 눈치를 보면서 일하지도 않습니다. 오히려 좀 과하다 싶을 정도로 충성스럽게 일합니다. 그런 이유로 때론 아토피나 류머티즘관절염 같은 질환이 일어나기도 합니다. 그래도 일을 못해 암이 발생하는 것보다는 낫습니다.

 면역은 스스로 일합니다. 물론 자율신경이 지배를 받긴 하시만 스스로 알아서 교육받은 대로 일을 척척 해냅니다. 면역의 대표적인 해독 방법은 식균입니다. 즉, 몸속에 유입된 수많은 바이러스와 균을 모조리 잡아먹습니다. 주인의 몸에 이런 나쁜 것이 떠다니거나 유유히 존재하면 가만두지를 않습니다. 너무 하다 싶을 정도로 이식받은 장기까지 공격하지요.

면역이 정상적인 기능을 수행하도록 우리가 꼭 해야 할 일이 두 가지 있습니다. 하나는 충분한 숙면을 취하는 것입니다. 면역이 우리가 잠자는 시간에 일하기 때문입니다. 다른 하나는 면역이 좋아하는 음식을 섭취하는 일입니다. 특히 면역은 신[酸] 음식을 아주 좋아합니다. 신 것을 먹어주면 면역은 그 답례로 더 열심히 일합니다. 몸의 구석구석까지 달려가 열심히 청소하고 닦는 것입니다.

면역은 잘 길들이면 죽을 때까지 최상의 동반자로서 나를 도와줍니다. 그리고 건강한 삶을 영위하도록 해줍니다. 건강한 삶은 몸속 독소를 얼마나 잘 배출하느냐와 몸 안에서 얼마만큼 잘 처리하느냐가 결정합니다. 이것은 면역의 기능 중 하나입니다.

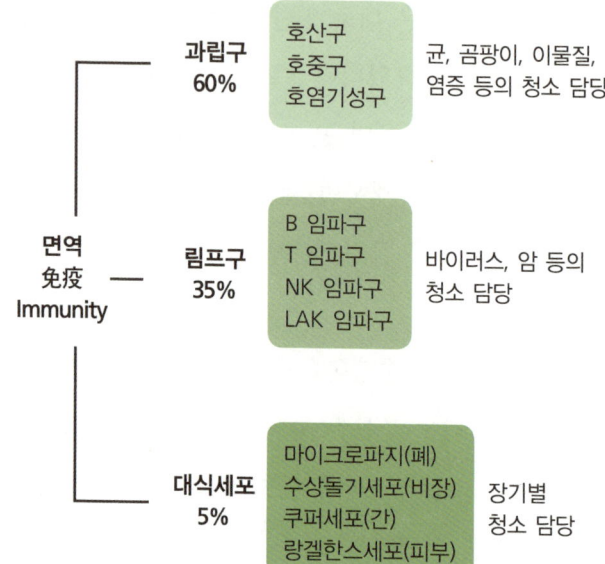